U0876461

知是 | 回归常识 重新想象
ZHISHI COMMEN SENSE & IMAGINATION

说句心里话

Closer to the Heart

程蕾蕾 ◎ 著

北京联合出版公司
Beijing United Publishing Co.,Ltd.

图书在版编目(CIP)数据

说句心里话 / 程蕾蕾著. — 北京 : 北京联合出版公司, 2018.7

ISBN 978-7-5596-2028-6

Ⅰ.①说… Ⅱ. ①程… Ⅲ.①心脏血管疾病－诊疗－普及读物 Ⅳ.①R54-49

中国版本图书馆CIP数据核字（2018）第083011号

说句心里话

作　　者：程蕾蕾

选题策划：知　是

责任编辑：昝亚会　夏应鹏

产品经理：齐文静

特约编辑：王经云　任鹏宇

封面设计：门乃婷工作室

北京联合出版公司出版

（北京市西城区德外大街83号楼9层　100088）

北京嘉业印刷厂印刷　新华书店经销

字数224千字　700毫米×980毫米　1/16　印张16

2018年7月第1版　2018年7月第1次印刷

ISBN 978-7-5596-2028-6

定价：48.00元

RECOMMENDED PREFACE 推荐序

让心血管专业知识走向大众

医学与人类历史相伴而行。每个人一生中都或多或少会面对疾病。医生的责任，小至解除病痛，大至挽救生命。但是，作为医者，我们不能仅仅满足于妙手回春。

两千多年前，《黄帝内经》就提出："上医治未病，中医治欲病，下医治已病。"这个概念历久弥新，在当下具有更加积极的现实意义。

根据《中国心血管病报告2017》，当前我国心血管病患病率及死亡率仍处于上升阶段。我国现有心血管病患者逼近3亿，心血管病死亡率高于肿瘤和其他疾病，位居所有病种的首位，占居民疾病死亡构成的40%以上，心脑血管病的住院费用年均增速远高于国内生产总值增速。而且，今后10年心血管病患者人数仍将快速增长。心血管疾病已成为重大公共卫生问题，对其进行防治刻不容缓。

普及医学知识，提高大众对常见病、多发病的预防保健意识，医务工作者责无旁贷。除了治病救人，我们必须将科普宣教列为日常工作的一部分。唯有对疾病早期预防、早期诊断，才能建立健康导向型的疾病预防模式。

复旦大学附属中山医院是我国最具影响力的心血管临床医学中心之一。早在1980年，设立在中山医院的上海市心血管病研究所就被指定为世界卫生组织（WHO）和卫生部心血管病研究和培训合作中心。

上海中山医院名医代代传承，是心血管高端人才的聚集地，医疗和科研水平在国内始终处于领先地位，创造了我国医学史上的诸多“第一”：研制出国内第一台静立垂屏式人工心肺机，率先建立心电图室和心脏超声室，率先开展心血管病介入诊疗，率先建立病毒性心脏病实验室，安装了我国第一台埋藏式人工心脏起搏器，开展了第一例选择性冠状动脉造影术，设立了第一个心肌炎专病门诊……

近年来，更是取得了多项符合国家医学发展需求的重大科技成果，如炎症性心肌病研究、血管内超声技术、新型冠状动脉药物支架等，先后荣获国家科技进步奖和国家技术发明奖。同时，创建了华东地区首个急性心肌梗死抢救“绿色通道”，在我国首次使用冠脉斑块旋磨术、经皮主动脉瓣置换术、完全可降解冠脉支架等，给来自全国各地乃至海内外的病人提供了优质、高效、安全的医疗服务。

在临床、科研和医学教学之外，上海中山医院也致力于科普工作，努力让一流的专业知识走向大众。大众不但需要让人心安的诊疗服务，同时还需要对疾病有初步的了解；不但需要克服面对心血管病时由于陌生而产生的恐惧，还渴望知晓常规治疗方法以及先进的手段。另外，鉴于现代医学已经进入到生物－心理－社会模式，患者和家属不但需要与医生一起面对疾病本身，同时更需要人文关怀。

但是，做好医学科普并非易事。

医学科普目前存在的最大问题是如何“接地气”。医务人员做科普时，有时很难跳脱专业思维和诊疗护理流程，习惯使用大量专业术语，采取专业讲课和宣教模式。这让科普知识的传播者和受众双方都很累，医生“上课”上得很辛苦，老百姓却听不懂。长此以往，不仅科普工作无法取得预期成效，还会让医患双方都产生挫败感。

好的医学科普文章，应当准确、专业、独到，同时能让人愿意读、喜欢读、热爱读，这样才会记得住，才愿意遵循实施，才能取得实际成效。

怎样让心血管医学知识为大众所喜闻乐见呢？

这本书，是我的学生程蕾蕾主任医师对此所做的探索。

程医师长期工作在心血管临床一线，对于常见病的诊治及心血管领域的最新治疗进展投入了巨大的精力，进行了深入的研究，具有相当深厚的专业造诣。此外，程医生业余时间热爱写作，擅长深入浅出地描述心血管疾病知识点。

本书不同于常规医学科普书的地方在于，它并不拘泥于对疾病进行系统介绍，也不受限于各种心血管异常的诊疗过程，而是将医学知识与医务人员和病患的日常生活有机结合，融入感情，生动活泼，内容丰富，趣味横生，就像在跟身边的朋友娓娓叙述每日家常。

这种新颖的科普故事形式，不但能帮助读者了解心血管知识、推动心血管疾病的预防和治疗，而且有助于从侧面了解医务工作者的工作和生活，增进和谐的医患关系。

心脏与全身其他脏器相比，有很多独特之处。对很多人来说，心血管疾病疑难、复杂、危险。但实际上，大部分心血管病是可防可治的。希望您能通过对本书的阅读，得到对自己的心脏的感性认识。这本科普书，一定不是枯燥和理论化的，而是可以让您在不知不觉中领略医学魅力的。

中国科学院　院士

中华医学会心血管病分会　主任委员

复旦大学附属中山医院　心内科主任

上海市心血管病研究所　所长

葛均波

PREFACE 自序

我们究竟为何出发

写完这本书，是在一个周日上午。上海终于结束了时而倾盆时而淅沥的阴雨，陡然放晴，天空比任何时候都显得壮阔辽远。我关上电脑，欢喜地呼唤我女儿Happy：“妈妈终于写完了，我们中午出去吃饭！”

这是我的第二本心血管科普书。

跟第一本一样，写作花费了我三个月的业余时间。写作的所谓灵感和冲动，是谋划已久的。行医20年，令人动容的故事我可以信手拈来，但要把它们用文字表达出来，依然困难重重。要预先筛选，然后在每一个可能与不可能的时间空隙里奋笔疾书。将近一百天时间，分秒必争，日夜兼程。

清晰地记得，《不为良相，便为良医》的提纲是在诊室草拟的。我在处方笺上列出第四章的框架和人物，等回诊的病人进来，请她稍候，随手在处方笺上写下她的名字——我写的就是他们的故事，每天都在上演。在告知病人和家属心血管知识、帮助病人恢复健康的过程中，我目睹了许许多多喜怒哀乐与悲欢离合。那些人、那些事，永久地留在记忆中。

《有一种微笑你不懂》的后半截，写于浦东机场。那天要去东北参加一个心血管病会议，因为暴雨，飞机一再延误。等候超过五个小时，候机厅里群情激昂的嘈杂变成了无可奈何的冷清，有人在睡觉，有人在看书，有人戴着耳机听音乐。因为延误而结识的朋友从问讯台回来，乐不可支地各自端着一碗方便面："快点带登机卡去领！"

然后才察觉到饥肠辘辘。

领好方便面，泡上热水，我仔细地再一次检查了修改后的讲座幻灯片，然后将写好的故事存盘。浦东机场硕大的玻璃幕墙被湍急的雨水冲刷着，稍远的景象影影绰绰，仿佛另外一个世界。泡面的香气难以抗拒。我收好电脑，在膝盖上铺上餐巾纸，摸了摸酸胀的脖子，那一刻，诚然快意。

这些病人的故事，是我人生经历重要的一部分，而这些医学知识，是让我安身立命的根本。对我而言，写作是一种梳理、沉淀和总结。人海苍茫，任何一种遇见都有因缘。我要用笔，记录这些工作中细细碎碎的赐予。是每天面对的病人，让一个医生的生命从单薄变得厚重。对读者而言，充满专业术语的科普是高高在上的阳春白雪，只有从具体的病人的故事里阐释医学知识，它们才带着烟火气，才能让读者从中获得温暖、习得知识。

所以，我写得得心应手。累，但快乐。作为一个每天因各种事务忙乱不堪的中年女医生，在写书这件事上，必须给自己列出充分的理由，才能执着地坚持下去。

在每本书的码字过程中，我家Happy爸爸都会用他的幽默方式给我加油：“你就当玩儿，写得开心就行。万一没地方出版，我们就去小区门口的打印店印刷一点，然后在客厅里支个小摊，我跟Happy轮流捧着书走过去找你签字，满足你签售新书的愿望。如果嫌气氛不够，还可以请爷爷奶奶、外公外婆和邻居们一起过来！”可是，人生苦短，既然要在不到三万天的生命里，抽出一百天的所有空暇做这件事，就必须不遗余力、竭尽所能，让文字不只是为了感动自己，还要有益于他人。医生的日常节奏实在太匆忙，而我不喜欢拖延，因此，我事先制定了时间节点，一节一节、一章一章顺畅地推进。

然而，在写到《向死而生》那一章时，我遭遇了前所未有的困境。故事是现成的，人物的脸庞浮现在眼前。但是，我举步维艰。光是开头，就写了三种，每次写了再划去。我好像被困在了一个玻璃瓶里，外面一片光明，却不知道出口在哪里。

写完最后一个字，仿佛重生。

Happy狐疑地盯着我：“老妈，你不是说你写作的时候最开心吗？怎么写得这么累？”

那是因为，一个人最大的自由，是可以做真正喜欢的事。我们每个人最终都将随风而逝，唯有内心树立强烈的追求，明白为何出发，才会付出汗水和心血去灌溉梦想之花。

不是只有医学需要活到老学到老，世间万物，莫不如此。即便是兴趣爱好，你若为它全力付出，也是对生命的滋养和扩充。一点一滴，不断提升和进步，让人的本质趋于丰盈。

完稿之后的那顿午饭甘美无比。吃饭的时候，我给Happy讲了两位让我印象深刻的老人家。

前几天，有个病人挂我的号，我看他右手绑着白色纱布绷带，就问他为什么受伤。

肥厚型梗阻性心肌病、重度主动脉瓣狭窄、某些室性心律失常、心房颤动血栓造成脑卒中等，均可引发晕厥，病人会摔跤受伤。从某种意义上来说，医生跟侦探是一样的。病史，往往能够提供最有价值的破案线索。所以，打破砂锅问到底是医生的职业病。

他很开心地回答："哎哟，我退休以后练羽毛球，每年都参加比赛呢！前天跟大学同学一起打，他们瞎起哄，说我现在的身手跟以前念书一模一样，我一开心嘛，纵身一跃，正好脚旁边地面不平，手一撑，好嘛，把右手伤到了！"

电子病历上，赫然写着他的年龄是 73 周岁——真是太让我心水了——我当即问道："我很喜欢写故事，可不可以写您？"

另一位印象深刻的,是我们上海市心血管病研究所的名誉所长陈灏珠院士。

因为上海市医学会成立 100 周年，我有幸跟他老人家面对面，客串记者进行了一次访谈。

陈院士是我国当代心脏病学的主要奠基人之一，在我国心血管发展史上留下了浓墨重彩的一笔。他是我国第一位成功实施选择性冠状动脉造影手术的医生，那是 1973 年。那一年，我刚刚来到这个世界。

陈灏珠院士 1924 年生，迄今还奋战在临床和科研工作中。在介绍完上海市心血管专科的恢宏发展史之后，我请他说说对今后医学发展方向的看法和建议。

老人家稍事停顿，说："我觉得，人工智能的迅猛发展，或许会对人类历史，当然也包括我们医学的发展产生深远的影响。"

93 岁高龄的陈院士的这段话深深震撼了我。我多么希望，当我老了，也能像他这样，永远保持对新鲜事物的好奇和对知识发展的关注（当然，前提是我得像他老人家一样长寿）。

冲动很容易，实施行动难。不懈追求和咬牙坚持会馈赠我们丰厚的回报。我从来没有系统学习过如何码字，充其量也就是力争当一名最会写故事的心脏科医生。但渐渐地，持续的写作过程给我很多感悟，让我从另一个侧面去观察和思考自己从事的职业。就好比植树，一棵一棵栽种的时候相当枯燥，但耕耘很久之后，倏然发现身边涌现一片绿荫，那情形真的令人欣喜。

感谢我的同事们。很多人问我："你为什么能写出这么多好看的故事？"那是因为，我每天都在跟中国最优秀的心血管医生并肩作战。我的伙伴们，以智慧和汗水浇灌着"上海中山医院心血管"这棵大树，使它欣欣向荣。我愿跟他们一起，努力做一名兢兢业业的医生，同时做一名仔细认真的观察者和记录者。

感谢中国科学院葛均波院士为本书作序。葛院士是现任中华医学会心血管病分会主任委员，是享誉国际的心血管病专家。他在国际上首次发现心肌桥特异性超声影像学诊断指标"半月现象"和"指尖现象"，主持研制了我国首例可降解涂层新型冠脉支架，作为首位中国学者在美国经导管心血管治疗学术会议（TCT）上实施"逆行钢丝对吻技术"，成功实施国内首例经皮主动脉瓣置换术、经皮二尖瓣修复术……

我国高等医科院校统一采用人民卫生出版社的经典教材《内科学》进行教学。《内科学》的第五版、第六版主编是陈灏珠院士，目前正在沿用的第八版主编是葛均波院士。

陈院士和葛院士分别是上海市心血管病研究所的名誉所长和现任所长。不要问我为什么全中国几代医生读着我院专家主编的教材成长，有时候，我们上海中山医院喜欢玩一点任性。

而我，喜欢把这个地方发生的故事写出来。

感谢我的家人。我知道，无论我医生当得好还是不好，码字码得好还是不好，你们都是我温暖的后盾。尽管Happy时不时鄙夷地说："老妈，你能不能跟其他妈妈一样，弄个正常点的爱好？你看人家老妈没事就钻研烘焙，而你呢，偏偏喜欢写作！"——青春期的孩子，大家都懂的。

不过，据说父母对孩子最坏的影响，莫过于没有自己的生活。最好的教育则是爸爸妈妈过得有滋有味，活成孩子的榜样。

那么——亲爱的Happy，无论你长大以后从事怎样的职业、如何分配自己的时间，不管在别人看来是好是坏，妈妈都希望你所做的事情是自己真正热爱的。谨以此书献给你像早上八九点钟的太阳一样冉冉升起的未来。

最后，感谢我的病人，在思维接近枯竭的时候，我想到了你们。我沉浸在回忆里，回忆你们的一言一行，回忆病情进展是如何峰回路转、跌宕起伏的，医生的决定是如何影响一个人和一个家庭的命运的，我们是如何抱成一团休戚与共的。往事自然就变成了文字，流淌在笔尖。我的这些文字，可能展示了你们曾经的苦痛，但我相信这些真实的故事，将惠及更多的人，警示更多的人，挽救更多的人。

程蕾蕾

2017年10月16日

目录 CONTENTS

第一章 CHAPTER ONE 有一种微笑你不懂

第四章 CHAPTER FOUR

不为良相，便为良医

第五章 CHAPTER FIVE

铁打的心包，流水的积液

第六章

CHAPTER SIX

向死而生

第一章 | CHAPTER ONE |

有一种微笑你不懂

自杀前，她一切如常

灰色的天空，蒙蒙亮。

上海冬天的风，不大，但是深入骨髓，寒意无孔不入。

我竖起罩在白大褂外面医院统一发的深蓝棉背心的领子，赶到现场的时候，刚过 6 点。

清晨的空气中有一股讲不清楚的味道。保安师傅训练有素，已经沿着墙边的花坛围起了一个直径十多米的半圆。红白相间的活动栏杆外，来了三三两两围观的病人和家属，交头接耳。各种声音，忽远忽近，恍恍惚惚。

一阵轱辘声推开越来越多的人，小推车载着心电图仪进到半圆里面。

掀开覆盖的白色大单，她蜷缩在地上，一动不动。从 15 楼跳下来，绝无生还之理。

场面没有预想中那么血腥，只有一股黑色的血液，在脑袋下蜿蜒，流动没多远，凝固了。鞋掉在花坛里，她没穿袜子，足跟骨和距骨生生裂开。真的很冷，呵气成冰。

要出具死亡证明书。我协助心电图室值班医生把她翻过身来，露出胸口。保安师傅围起屏障。人死了也有尊严，不能这么袒露在光天化日之下。

几分钟之后，轱辘声再次响起，心电图仪带着一条笔直的横线缓缓离去。

紧接着，警察也到了。

我昨晚是医院总值班。这会儿，医务处和保卫处的同事全部到位，我可以离开现场了。

但我还站在那里。

依然记得见到的第一例死亡病例，是做住院医生的时候，在心内科监护室。

那个病人是一例主动脉夹层分离，老年男性，黄昏时分由救护车送到，推进监护室的时候呈休克状态，全程主动脉夹层分离。病人酗酒多年，在家从不听人言，喝醉了吵闹不休，子女帮他买的降压药经常被置于一边。主动脉是人体血液的主干道，是一根坚韧的管道。管壁分为三层，层层紧密贴合，容纳着压力很高的血液奔腾向前。病人长期血压高，导致主动脉管壁撕裂，仿佛黄河咆哮决堤。更糟糕的是，夹层累及从主动脉发出的颈总动脉和肾动脉，病情极其凶险。家属来了好几位，老伴儿鬓发斑白，颜面沧桑，眼神镇定地说："医生，能救就救他一命，不行就听天由命。"

用了很多药，血压依旧上不来。其间不断有各种突发状况，打断我跟家属的谈话，他们依然很耐心。

即将问完病史时，护士姐姐呼叫我。心电监护仪叫得撕心裂肺。

我走到床边，病人短暂地睁开了眼睛，目光混浊迷离。他向上看，定定地看着雪白的屋顶。一瞬间，病人原本灰暗的脸色失去了最后的光泽。

我不知道，弥留之际，他睁开眼睛的那几秒钟，想看什么，又看到了什么。会不会知道，隔壁房间里，他的家人选择听天由命。

家属没有哭天喊地，平静地接受了事实，很快商议出了解决方案，就地火化，骨灰带回老家。就这样，一个人的痕迹无声无息地被抹去。

第二例，是印象最深刻、感受最独特的。

那是一例严重的冠心病，广泛前壁心肌梗死，心尖部巨大室壁瘤形成，心功能不足正常人的一半。接送组用推车把他从病房送下来做心脏超声检查。我说："您有任何不舒服，要马上讲。"

他摇摇头，平静地躺在检查床上。

当检查按部就班地进行到一半的时候，在超声屏幕上，他原本收缩无力的心脏突然变成了细碎的蠕动，我赶紧呼叫抢救车。

流动的血液是生命的标志，血液凝结，生命剥离。在心脏超声图像上，血液是黑色的，血液如果瘀滞，会出现白色的云雾状回声。有很多心功能衰竭或者心房颤动的病人，其心腔内瘀滞的血流呈云雾状涡流。这些看得见的涡流若不加以控制，容易形成肉眼可见的血栓。

心腔内血栓的形成是死神发出的索命状。

在那之前，我一直以为血栓的形成是需要一定过程的，我们医生是可以通过与之拉锯、相互博弈来争取时间的。

但实际上，当死亡来临时，血液的凝结过程排山倒海，势不可遏。

他好像小声呻吟了一下，左心室原本黑色的心腔迅速反转为细腻的白色毛玻璃。继而，云雾状回声越来越亮，越来越亮，渐渐地与心肌的回声融合在一起。整个心腔内的血液凝结成一大块血栓。

抢救一刻也没耽误，从启动急救流程，到立即实施胸外心脏按压，不到短短两分钟时间，肾上腺素就已经通过他手臂上原有的盐水通路进入身体。但是，一切都来不及了。

第三例，算是善终吧。

她年轻的时候生活在东北，嫁给插队落户的上海知青，辛苦劳作了大半辈子。儿子非常争气，大学考回上海，奋发图强，三十多岁就成立了自己的律师事务所，把父母接到上海一起生活。

这时，她检查出严重的风湿性心脏病，在我们医院做了联合瓣膜手术。手术很成功，但半年后，却因为感染性心内膜炎重新回到病房。人工瓣膜感染性心内膜炎患者，九死一生。她并不是那幸运的10%，侵入的细菌在心腔血液的浸泡、滋养下肆意横行，大团大团地泛滥蔓延，导致先前合并的慢性阻塞性肺病同时加剧，医生用尽一切治疗手段，回天无力。

她在监护室，贫血、喘息、浮肿、神志不清。

在最后一次家属探望时间，她奇迹般地清醒过来，看着含辛茹苦养大的儿子，开口说道："你以后别打宝宝，孩子不懂事、不听话，你好好说。儿孙自有儿孙福，你小时候念书，我从来没打过你。"

据说，人临终时，自己会有心灵感应。这句话，是这位母亲最大的惦记和嘱咐。简单，家常，看似随意，却令人难忘。她的话讲完了，眼睛永远地闭上了。

这些年来，由于职业的缘故，我目睹过很多死亡案例，有感动，也有感慨。时间久了，渐渐变得没那么敏感。生老病死，春华秋实，是大自然的规律。

但是，今天不一样。

她一早醒来，洗漱完毕，跟同病房的病友如常寒暄。然后，走出房间，穿过走廊。值班护士从身边经过，提醒她只穿单衣太冷了。她轻轻谢过，看着护士一路小跑进入病房。然后，她继续往前走，推开消防门，攀上种了常春藤的15楼的侧阳台，一跃而下。

她叫李梦洁，是我曾经的病人。

化疗药物引起的心肌受损大多不可逆转

病房里的早晨，十分喧哗。病人三三两两地扎堆议论着，说话的神情克制而专注。水房的门开着，人进进出出，雾气腾腾。护工阿姨们用微波炉加热食物，香味飘来飘去。

我转进医生办公室。小洪背对门靠在椅子上，头发胡乱揪了一个髻，旁边坐着值班护士，还有两位警察和三位病人。我在小洪旁边拉开椅子坐下。

非正常死亡需要警察介入备案。两位警察一边问话，一边做笔录。四十多岁的那位与其说沉稳，不如说见怪不怪。倒是二十多岁的那位小警察，一脸严肃认真："这么说，她是觉得没希望了，所以自杀？"

三位病人七嘴八舌，但意见基本一致。32 床李梦洁跟病友们很客气，脸上始终带着淡淡的微笑，昨天晚上和今天一早起来，没什么异常举动。她打开走廊尽头的铁门的时候，有一位病友怕冷风钻进来，跟过去关门，正好目击她坠楼的过程。

小警察把目光转向穿白大褂的我们。

小洪瞅了一眼值班护士，又瞄了我一眼，点点头："应该是。这是程医生，她对病人的情况很了解。"然后在我耳边嘀嘀咕咕小声抱怨："换班就是倒霉，昨天小白跟我说换班，我就有预感，不会太平！”

我先没理睬她：“李梦洁是前天入院的，40 岁，是一位初中物理老师。两年前在洗澡的时候，无意中摸到左侧乳房有肿块。经过检查，确诊是淋巴瘤。”

“她得了肿瘤？恶性还是良性？”小警察抬起头来确认。

“算恶性。”我简单地给两位警官介绍了一下淋巴瘤。

人体内遍布着大大小小的血管，血管内充满着红色的血液。其实，血管只是全身脉管系统的一部分，除了血管，人体的各个部位还有丰富的淋巴系统。

淋巴系统和血液循环系统相似。循环系统包括动脉、静脉、毛细血管以及心脏这个中枢。淋巴系统包括淋巴管、淋巴结及淋巴组织或器官，扁桃腺、脾脏及胸腺都是淋巴器官。淋巴管里流淌着无色透明的液体，含有丰富的淋巴细胞。淋巴系统内的淋巴液跟血液一样，更新循环，最后流入静脉。

淋巴系统整体呈串珠状，沿着毛细淋巴管分布着一百多个淋巴结或淋巴腺，在颈部、腹股沟和腋窝特别密集。淋巴管和淋巴结存在于人体的各个部位，对人体的免疫系统有着至关重要的作用。每个淋巴结里有一连串纤维质的瓣膜，淋巴液就从此处流过，滤出微生物和毒素，并加以消灭以阻止感染蔓延。

淋巴系统是人体的免疫屏障。当病毒侵入人体、发生感染时，淋巴结会肿大疼痛。比如喉咙发炎时，在下巴颏的下面可以摸到肿块，那就是肿大的淋巴结。炎症消失后，淋巴肿块也会自然缩小。

而淋巴瘤，是起源于淋巴结和淋巴组织的肿瘤。表现为淋巴结肿大和局部无痛肿块，还会伴有发热、出汗、不明原因的消瘦。因为淋巴瘤是全身淋巴组织的一部分发生了病变，所以，单纯切除不能解决问题。主要采用化疗的方式。

“生了肿瘤，绝望跳楼。”小警察口中念念有词，转念皱起眉头，“不对啊，这不是心内科病房吗？得了淋巴瘤干吗看心脏？”

这个问题问得挺到位。

“她在半年前出现胸闷、气短的症状，休息充足也没得到改善，就去肿瘤科复查，发现心脏出现了问题。”我解释道。

“是化疗损伤了心功能。”小洪进一步补充。

“因为治疗肿瘤，把心脏搞坏了？”小警察一脸难以置信。

“对的。”我跟小洪同时点头。

化疗，是化学药物治疗的简称。化疗是一种全身治疗的手段，无论是口服、静脉给药还是体腔给药，化疗药物都会随着血液循环遍布全身。对于淋巴瘤，化疗是首选治疗方法。

化疗药物的治疗原理无外乎是毒杀肿瘤细胞，但其对肿瘤细胞的特异性识别并不是很精准，因此，杀敌一千，自损八百。在控制肿瘤的同时，也会损伤自身组织，病人会或多或少出现一些毒副作用，最常见的有脱发、恶心、呕吐、腹泻、便秘、白细胞和血小板减少，以及肝肾功能损害等。

除了这些较为常见的不良反应，特定的化疗药物会对特定的器官产生毒性作用，譬如治疗淋巴瘤的蒽环类化疗药物，其心脏毒性就很明显。

采用蒽环类药物化疗后，超过一半的病人会出现心肌受损。采用该药治疗后长期存活的病人，其患心力衰竭的风险比正常人增加 15 倍，患冠状动脉疾病的风险增加 10 倍，因心血管相关疾病死亡的概率增加 8 倍。因此，一些淋巴瘤病人尽管化疗效果很好，时间长了却会因为化疗药物的心血管副作用再次走入医院。

“唉，你们这些医生，怎么能把人搞成心力衰竭才治疗呢？应该提前给她想办法呀。”旁边一直默不作声的老警察忍不住发言。

“我们怎么没有想呢？”小洪反驳他，“问题是，这种药物引起的心功能损伤是一点一点发展的，等病人自己感觉到不舒服，或用常规检查方法比如心电图和心脏超声发现问题的时候，往往已经来不及了。”

我补充道：“是的，而且很多病人和家属，甚至很多肿瘤科医生，对这个问题的认识也不够，以为只要控制住肿瘤就行。实际上，现在治疗肿瘤的各种手段，像化疗、放疗、免疫抑制剂治疗等，都或多或少对心血管系统有副作用。”

蒽环类化疗药物会引起心肌细胞死亡，跟心肌梗死引起的一小片或者一大片心肌细胞死亡不一样。药物毒性导致的是弥漫的心肌细胞局灶性凋亡，一开始心脏整体功能下降不明显，但这种毒害会持续发展，日积月累，最终导致心力衰竭。心肌毒性十分隐匿，等病人感觉到心脏不舒服再去就诊时，往往为时已晚，错过了最佳治疗时机。所以，肿瘤化疗病人在接受药物治疗的同时，也要密切监测心功能，不能忽视肿瘤之外的血液生化指标的检测。

“那，她的心脏能治好吗？”小警察一边写一边问。

“不知道。”我跟小洪同时摇摇头。

“啥叫不知道？”小警察很不满意。

我解释道：“心功能下降能不能治好，得看病因。蒽环类化疗药物引起的心肌细胞损伤不可逆转，目前还没有很好的对症治疗方法，所以，尽管李梦洁是轻度心力衰竭，我们也没有十分把握治好她。有一些人即便用了药物，病情还是会加重。”

“估计她觉得得了肿瘤，心脏问题也没什么好的治疗办法，一时想不开，就跳楼了。”老警察总结完毕，开始收拾本子，“女人就是太容易钻牛角尖。”

小警察跟着站了起来：“麻烦大家了，我们这边结束了。不过，病人生了肿瘤，最后却死在心脏问题上，连你们中山医院都没办法，说不过去！”

两位警察离开，值班护士赶紧去忙，病人也一边惋惜地摇头一边散去。

我看着小洪：“怎么是你值班？”

小洪说：“小白跟我换的，笨笨在幼儿园闯大祸了！”

小洪和小白是同一届，都是去年晋升的主治医生。小白结婚早，小洪还待字闺中。昨天应该是小白的夜班，下午三点多的时候，幼儿园老师打来电话，说小白的儿子笨笨闯了大祸，把同班小姑娘的眼睛弄伤了。小白又气又急，火线跟小洪换班——儿子把人家小姑娘的眼睛戳出血了，她必须在人家家长兴师问罪之前赶去处理，尽量赔礼赔罪，五点钟值班是肯定赶不回来的。小洪讲了原委，我忍不住说：“怎么搞的，又戳眼睛了！”

我只是看上去很乖

小白为笨笨伤脑筋不是一天两天了。这孩子长得浓眉大眼，虎头虎脑，模样绝对没话说。满周岁的时候，小白带他去影楼拍写真。拍完之后，摄影师跟她商量：“您家宝宝太好看了，能不能把照片给我们影楼做宣传片？”

至今，那家影楼的海报上还印着笨笨扮成小蜜蜂的模样，人见人爱。

但笨笨语言表达能力不行，都要上幼儿园了，同年龄的小姑娘又是唱歌又是讲故事，笨笨却惜字如金，嘴里难得蹦出几个词来。小白心里着急，但周围的亲戚朋友都说小男孩开口晚，她也就没在意。

笨笨不怎么说话，看上去挺乖，其实可难带了。人家这么大的小孩，要么吵吵闹闹烦死人，要么见人就缠着做游戏。笨笨不一样，他喜欢搞恶作剧，比如不声不响地走到人家身后，忽然双手发力，猛地一推，大人都得晃几下才能站得住。

在家里推爸爸妈妈、爷爷奶奶，大人说过笑过就算了。在幼儿园可不行，这才不到一个学期，就把好几个小朋友推哭了，还有一次差点把老师也推倒了。没过两个星期，小白就被老师拎去幼儿园挨训。

小白一提起这事就唉声叹气：“阿姐，您家 Happy 小时候捣蛋，您怎么教呀？”

我这个当妈的一向粗犷强横："先跟她讲道理，如果讲过三遍还记不住，就揍一顿！"

小白听得张大了嘴:"不是不能打小孩吗？他们挨了打不是会有心理阴影吗？"

我语重心长地现身说法："当然不能随便打。但是，小孩子跟小动物一样，对于某些原则性问题，只有打才会长记性。"我们还有个同事，生的也是个小男孩，也很顽皮，喜欢用尖尖的东西捣墙上的插座，这还了得，万一触电了怎么办？所以，她把她儿子恶狠狠地揍了几顿，之后，孩子看到墙上的插座绕着走。

小白若有所思地点点头。

可是，没过两个星期，小白又来取经："我揍过笨笨了，他在幼儿园还是推人！"

"不怕打？不可能啊。既然揍，就得让他记住，得狠下心！否则轻飘飘的像挠痒痒，他怎么能长记性？！"

小白分辩道："我真的揍了！揍得我手都疼死了！奶奶在旁边都抹眼泪了，笨笨都不哭！"

怎么会这样？"要不你带笨笨上我家玩？这么大点儿小孩，怎么可能不怕打？"

当天晚饭后，小白来串门。女本柔弱，为母则刚。她一手抱着笨笨，一手还拎了一大串香蕉，跟大力水手一样。

笨笨进门后马上下地自己走，从客厅走到卧室，又巡视了卫生间和厨房，对每样东西都非常感兴趣，一动不动地盯着，能看好一会儿。

我把香蕉掰开："笨笨，吃香蕉！"

他根本不睬我，瞪着大眼睛使劲地看着Happy的钢琴和琴谱，专注得一塌糊涂。小白笑着说："笨笨喜欢钢琴，他是他们班学得最快的，笨笨唯一得到的表扬就是老师夸他有音乐天赋！"

"那多好呀！"我把剥好的香蕉塞到笨笨手里，抱起他跟小白走到阳台上。

忽然，毫无征兆地，他伸出左手食指，直直地戳向我的眼睛！

说时迟，那时快，小白一把攥住笨笨的左手，都快哭了："您看，您看！这个小孩就是这样！推人，还戳人眼睛！怎么打、怎么骂都改不了！”

笨笨仿佛没听到小白的控诉，缩回左手，继续旁若无人地吃香蕉。

我放下笨笨，他顺从地走到沙发上坐下来吃香蕉，安安静静的，又可爱又乖巧。唉，看样子这孩子确实难弄。

我只好安慰小白，孩子没有十全十美的，难带就慢慢教，如果小孩能自动成人，那孟母就不要三迁，岳母就不要刺字了。但是戳眼睛可不行，大人能躲闪，在幼儿园伤着小朋友可就麻烦了。

这不，果然出事了。

小白心急如焚地赶去幼儿园，场面一片狼藉，被笨笨戳伤的小姑娘大声号哭，响彻云霄。小白赶紧把孩子带来我们医院，让眼科的同事给予最高 VIP 规格接待，还好没出大事，就是眼皮被指甲划伤了一点，但看到人家家长摆的脸色，小白恨不得挖个洞把自己埋了！

“笨笨昨晚肯定又挨揍了。”我猜测道。

“没打。”小白觉得打解决不了问题，跟笨笨讲道理他又不理睬。焦头烂额的夫妻俩商量了一个晚上，今天专门请假去跟老师讨教解决办法。家长实在没辙的孩子，老师可能会有办法。小洪说完站起来，正好护士过来喊她：“32 床的老公来了！”

“阿姐，您去买早饭的时候，随便给我带点好不好？我先去跟家属谈话，不知道她老公讲不讲道理。”小洪噘着嘴。好好的人住进医院却跳楼了，家属哪能理解？多数会闹。

“好。”我也站起来，“家属应该还行，我见过的。”

小洪抱着病历卡，我也跟着出去。值班护士看到小洪，朝她努努嘴：“坐在那里。”

我顺势看了过去，咦，不对呀，坐在那里的，不是那个“阿亮”呀！

医生看病三法宝：语言、药物、手术刀

李梦洁来看病的时候，有几次是由一位男士陪同。我对这位男士印象很好，他跟李梦洁年龄相仿，斯斯文文的，我讲话时，他听得很用心。

在排除其他病因，确定李梦洁是肿瘤化疗药物的不良反应引起的心脏问题时，那位男士还专门把我提到的几个医学名词记了下来。复诊的时候，他明显做了功课，提出来的问题很在点子上。

李梦洁喊他“阿亮”。他们对视的眼神，是带着温度的。我心里感慨，李梦洁虽然连续生病，但有和睦的家庭和关爱的丈夫，这对控制她的疾病非常有帮助。

蒽环类化疗药物的心脏毒性在李梦洁身上表现得十分典型。她化疗一年多后，上班或者做家务疲劳了，就会反复胸闷、气喘，没有力气，同时伴有失眠。化疗药物的心脏毒性绝大部分发生在第一年，心功能逐渐损伤。她来找我看病的时候，已经是轻度心力衰竭了。

心力衰竭简称“心衰”，就是心脏这个中心泵的功能衰退，不能担当推动全身血液循环的重任了。中心泵怠工，全身血流积聚，各个脏器都得不到有效的血液供应，轻者运动时出现呼吸困难、乏力并伴有下肢水肿等，重者哪怕静坐不动，也会喘息、全身淤血。

心力衰竭根据程度分为四级，从 I 级到 IV 级，渐进加重：

Ⅰ级：病人尽管有心血管病变，但日常活动无大碍，一般的体力活动没有不适感；

Ⅱ级：病人在休息时没什么不舒服，但体力活动多了，如走路久了、爬楼、拎重物，就会出现疲劳、心悸、气喘或心绞痛的症状；

Ⅲ级：病人安静休息的时候还可以，但稍微动一动，就会出现过度疲劳、心悸、气喘或心绞痛症状；

Ⅳ级：病人不能从事任何体力活动，休息状态下也会出现各种难受的症状，体力活动后进一步加重。

临床上，很多心脏病人要求医生开检查单测定心力衰竭的程度。其实，心衰的轻重缓急是根据病人的运动耐受情况评估出来的，不是用检查直接测出来的。

李梦洁的心衰不严重，心功能差不多 II 级。按照常规也就是调整药物、生活规律、加强营养、适当运动，总而言之，暂时没有危险。

李梦洁定期来随访，其间药物稍有调整，病情相对平稳，就是有时候看上去比较憔悴。她失眠，我建议她去神经内科看看。

上个星期，她找我看病时说想住院。

我说，病情没到需要住院治疗的地步，别住院了。病房中人来人往，吵得很。再说，心脏病人随时会有危险，万一遇到突发状况，反而吓得自己病情加重了，何苦呢？曾经有位老太太，有冠心病但是不严重，非要住院，无可奈何我们收入院了，第二天天还没亮，她就着急出院。原来，半夜里，住在她隔壁床位的病友突发心脏骤停，值班医生折腾了半宿，又是电击复律又是气管切开，病房值班医生、二线值班医生、麻醉科总值班和护士尽力挽救，能用的方法全都用上了，天亮时还是自动出院了（“自动出院”是我们描述住院病人死亡的专有名词）。家属闻讯赶来，病房挤得水泄不通。老太太原本心功能 I 级，住了一天医院，担惊受怕加上通宵没睡，差点被折腾成 III 级。所以说，住不住院，得听医生根据指征决定。

当我门诊结束的时候，他们还候在诊室门口。阿亮很客气地跟我说："程医生，我们反复考虑后还是想住院，能不能麻烦您安排？"

以李梦洁的病情，如果真要求住院也符合条件，我就给她开了住院单。

谁知道，住院第三天，她跳楼了！

所以，刚才我站在她坠楼的花坛旁边，心里别提多懊恼了。应该坚持不让她住院的，如果不住院，说不定就不会跳楼。有些人生病之后情绪波动很严重，一会儿想不开，一会儿又能想通。她如果不住院，就算起了轻生的念头，有家里人在，也不至于那么冲动。我的想法一直如鲠在喉，难受得要命。

人死不能复生，留给亲人的是无尽的哀痛和思念。刚才小洪去跟家属谈话，其实我是特意跟过去的，想对阿亮说点开导的话。

当医生的 20 年来，面对病人和家属，我的话越来越多，几乎快变成个"饭泡粥"（沪语，话痨的意思）。早在 2500 年前，希腊"医学之父"希波克拉底曾经说过，医生看病三法宝，语言、药物、手术刀。年轻的时候，觉得每天要回答无数遍同样的问题，口干舌燥，心烦意乱。随着年资增高，越来越有体会，虽然医生也是凡夫俗子，开门也是柴米油盐酱醋茶，但穿上白大褂后身份就不一样了，病人信任你、依赖你，医生的话语能给病人极大的安慰，其所带来的治疗效果有时候甚至超越药物和手术刀。

许多疾病，以现在的医学水平还没有办法了解，更不用说控制了。面对复杂的疾病，我们现在的认知不过是管中窥豹。这时候，医生要从心理上去抚慰病人。在病人感觉走投无路的时候，被折磨的不仅仅是身体，自卑、烦躁、不安，各种情绪相互胶着，他们最渴望听医生说一句，"会改善的，别灰心"。对于家属也是一样。

医生的语言是有力量的，是能传递能量的。

小洪跟李梦洁的老公开始交谈。医院的重大诊疗事件需要直系亲属签字认可和知晓。

李梦洁老公的脸上满是疲倦和悲痛。早上病房给他打电话的时候，他刚在浦东机场落地。到欧洲出差半个月回到家，手机一打开，却接到这样的噩耗！

小洪讲完了，他愣愣地坐在那里，小洪把笔塞给他两次，他才有些醒悟过来。

“医生，她真的是自杀？”这时候，泪水才溢满他的眼眶。

我跟小洪无言以对。

他瘫坐在椅子上，不再说话。

我跟小洪走出房间。人生有三大不幸：幼年丧父、中年丧偶、晚年丧子。他需要时间慢慢接受事实。

小洪轻轻带上门：“阿姐，我怎么觉得32床有点蹊跷。她淋巴瘤没复发，心功能也过得去，病房里比她病情严重的多了去了，她这样的都自杀，那半个病房的病人还不都得跳楼！”

我则心神不宁，沉吟不语。

小洪分析得没错，李梦洁的病，无论肿瘤还是心脏病，都没到不可救药的地步。坐在里面的她老公，我也是第一次见。如果一直陪她来看病的那个阿亮不是她老公，那是她什么人呢？他们带着温度的眼神又是怎么回事呢？

小洪见我半天不说话，十分奇怪。

我定了定神，小声跟她说了这些疑惑。

小洪一拍脑袋：“您这么一说就对了！前天陪她来住院的确实不是里面这个人！问病史的时候，那个男的讲得比李梦洁还多！噢，对了，昨天我还看到那个男的来病房了，他俩看着确实不像夫妻！”

贫血也能和心脏挂上钩？

医生值班，跟其他行业不同。其他行业值完夜班，有雷打不动的夜休。我们呢，只有上班时间，没有下班时间。只要夜里不是过于劳累、白天实在撑不住，第二天就得利用宝贵的时间继续赶活，做实验的做实验、看文献的看文献，如果有危重病人或者突发事件，夜休更是直接泡汤。

小洪的话进一步加深了我的猜测，但这种事可不能捕风捉影。

忙忙碌碌一上午，不知不觉快 12 点了，我换好衣服，心事重重地向枫林路大门奔去。

我、印江和俞明华这个寒假要一起带孩子去东南亚七日游。上个星期就讲好了，今天中午一起去旅行社。

到了大门口，我看见印江正站在那里跟俞明华通话。俞明华同学太不靠谱，明明早就约好的，现在说上午的门诊还没结束，让我俩先去旅行社，还强迫我们把他们家的手续一起办了，点名让我帮她先缴费。我跟印江对视一眼，没辙。我们三个是同学，孩子差不多大，放寒暑假经常三家人结队出去旅游，大人熟悉，小孩也有玩伴。

旅行社离医院不远，我跟印江先在旁边的小饭店每人点了一客煲仔饭。尽管医院食堂的伙食不错，但从大学实习开始，同样的套餐吃了二十多年，逮着机会，肯定要换个口味。

印江是血液科的，说起来，李梦洁还是她转诊给我的。现在医学分科越来越细化，但各个科室之间的联系千丝万缕，剪不断，理还乱。

血液科跟心脏科，外人看上去八竿子打不着，其实我们的业务交叉可多了。随便举个例子，贫血大家都知道吧？血液里的血红蛋白含量男性低于 120 克 / 升，女性低于 110 克 / 升就是贫血。但贫血也会引起心脏病，这一点很多人就不知道了。

贫血时，单位容积血液携带的氧气量减少，这时候，机体为了代偿就会增加血容量。好比一支部队，士兵应当每人扛两个炸药包保证战斗力；但如果士兵体力下降，每人只能扛一个炸药包，司令部就得增派人员。士兵多了，补给要求也要相应提高。同样道理，血液容量代偿性增加，心脏泵动的负担也会加重。司令部长期超负荷运转，时间长了，容易得贫血性心脏病。除此之外，隶属于血液系统的多发性骨髓瘤会累及心脏，叫作心肌淀粉样变性，这种病非常棘手，严重的需要心脏移植。所以，心内科遇到胸闷气短的病人，会让他们做血液检查以排除贫血等病变引起的心脏不适。

淋巴瘤也是血液系统肿瘤。淋巴瘤的肿块可以出现在全身各个地方，有些在心脏形成肿块，典型表现是心脏房室传导阻滞。淋巴瘤病人以心律失常、眼前发黑、不明原因晕倒起病，并不罕见。

煲仔饭得等一刻钟。女人只要聚集在一起，必然按捺不住聊各种八卦。

李梦洁这事儿，一早上在全院都传遍了，我们肯定会谈及。

我犹豫了一下，说："你碰到过李梦洁的老公吗？"

"她老公？没印象。"印江随口说道。

"印江，"我停下调羹，"我跟你说，李梦洁跳楼可能有问题。"

大概是我的口气比较严肃，印江也不吃了："什么问题？"

我把心中的疑惑告诉了她。印江听了十分吃惊，拿着调羹的手一摆，锅巴一不小心飞溅出来，砸在我的下巴上。

印江连忙站起来拿餐巾纸帮我擦："烫不烫？还好还好，就一点红印子。真的不是她老公？那，那个男的是谁？她老公知不知道？"

她连续发问，其实这些问题我也想一早上了："印江，我在纠结，要不要告诉警察？早上警察来过的，备案是自杀。"

印江这家伙立马收回手不给我擦了："要告诉的！你想想，她的淋巴瘤治疗效果不错。你不是觉得她心脏问题也不严重吗？你没有注意过她穿的衣服、戴的手表？戴宝格丽！她不差钱！我要是戴宝格丽，还舍得跳楼？"

接着，她凑过来紧挨着我："不怕一万，就怕万一！你得把那个阿亮报告给警察，说不准是情杀呢！"

我被印江说得瞠目结舌。

吃完煲仔饭，我们一起走到旅行社，接待我们的小经理非常热情。我心不在焉，印江兴致不错："《花样年华》是不是就在吴哥窟拍的呀？"

"当然！'当一个人有秘密不愿意告诉别人的时候，那么你就找一个树洞，把你的秘密说给树洞听，然后再用泥巴把树洞封起来。'"小经理居然背得出电影结尾的台词。

等我们顺利办完手续，印江一个劲儿地催促，说要陪我一起去公安局反映情况。结果到了医院，病房打来的一个紧急会诊电话把她拎走了。

我总算耳根清净了，心想，要跟警察谈得言之有物，先去调一下病历，证明李梦洁的病情不至于自杀。

我们医院的长廊贯穿全院各个楼宇，两边是玻璃，即便刮风下雨，病人也能顺利地在不同科室之间穿行。长廊很长，从东院区到西院区相当于公交车一站路的距离，快速迈步也得走上一刻钟。

我在长廊中疾步快走，心里忐忑不安，到办公室门口了，一不留神，差点撞到别人身上。我连声说对不起，定睛一看，咦，怎么是小洪和小白？

来自星星的孩子

小洪还穿着白大褂，脖子上挂着听诊器。一晚上没合眼，还没回去休息？

再看小白，更奇怪，两只眼睛又红又肿，跟核桃一样！

我赶紧问："小白，笨笨有啥问题吗？有什么能帮忙的？"

"阿姐……"小白这下绷不住了，"笨笨是……自闭症！"

"什么？！"我难以置信。

怎么可能是自闭症呢？自闭症不就是孤独症吗？就像达斯汀·霍夫曼演的《雨人》，根本不跟人交流，完全生活在自己的世界里。笨笨话虽少，但他会交流啊！给他吃东西，他也会说"谢谢"。再说，自闭症不是兴趣范围狭窄和行为模式刻板吗？笨笨玩的时候跑来跑去，那么灵活，哪里刻板了？

"是真的，还要做一些检查，但儿科医生说，十之八九。"小白一边说一边哭，"我真是该死！自己是医生，怎么就没想到呢？我的博士都念给狗吃了！"

小白一早跟笨笨爸爸赶去幼儿园，找到班主任老师。老师跟他们谈了半个小时，答应会格外关照笨笨，他们告别老师往外走的时候，碰上了正好路过的园长妈妈。

园长妈妈是一位经验丰富的幼教教师，了解了一下具体情况，皱起眉头："笨笨妈妈，笨笨这种情况，会不会是生病了？”

“生病？园长妈妈，我自己就是医生。”小白不相信。

园长妈妈说，她曾经碰到过类似的孩子，最后证实是自闭症，笨笨应该去医院看一下。

小白和笨笨爸爸将信将疑地带着孩子去了顾戴路儿科医院，没想到，真的是。

自闭症，又称孤独症。至今病因不明。儿童自闭症主要表现为不同程度的语言发育障碍、与人的交流障碍，部分孩子还会有智力发育迟缓。

得了这种病的孩子被称为“来自星星的孩子”，他们就像天上的星星，在遥远而漆黑的夜空中独自闪烁着。调查数据显示，在美国每 50 个孩子中就有 1 个自闭症儿童，而我国的自闭症病人可能超过 1000 万，其中，0 ~ 14 岁的患儿可能超过 200 万。

自闭症程度不同，表现不一，轻症病人看上去跟正常人一样，但缺乏社会交往的兴趣和技能。自娱自乐，独来独往，我行我素，较难建立友谊、恋爱和婚姻关系。具体到个人，其表现各种各样。比如，有些孩子会有偏执的侵犯他人的行为，笨笨跑到身后推人、不经意间戳人眼睛，其实正是自闭症的一种症状。但无论病情轻重，自闭症病人被罩在玻璃笼子里的心，都渴望着被了解、关注、尊重和接纳，他们应当跟正常人一样，受到这个世界的温柔相待。

“小白，”我艰难地选择用词，“自闭症也不止笨笨一个，应该有治疗方法吧？”

“很难，”小白说道，“没有特异药物，主要靠教育和训练。笨笨不能在普通幼儿园上学了，我们要另外给他找学校。”

她转向小洪：“真是对不住了，你昨天上夜班，下午门诊还要你顶替。”

小洪搂了搂她：“跟我客气啥？还不赶紧去忙！我中午补过觉了！”

小白夺门而出。

我依然无法相信。

笨笨不是不乖，他是无法理解周围人跟他讲的话。可怜的笨笨，从他出生到现在，跟一大群医生一起吃过不止一顿饭，一起游玩过不止一次，我们都抱过他，亲过他，却没有一个人发现他是一个被疾病折磨的孩子！天哪，我居然还教小白狠狠地揍他！我太心疼了，对自己从事的职业产生了怀疑。医生自己的孩子生病，这么久都毫无察觉。那么，以此类推，还有多少这样的病人孤独地隐身在病痛的阴影里？

在错误的时间重逢对的人

我在诊室坐了很久，才起身把李梦洁的病历打印出来一份。

李梦洁住院后是小洪的病人，小洪的门诊不知道什么时候结束，我只能明天再跟她商量要不要联系警察的事。

我身心俱疲，决定把俞明华的旅行社收据给她送过去后就直接回家。俞明华看病跟我们不一样，手机调静音，全部结束后才看微信和短信。我得过去找她一趟。

走到门诊二楼，俞明华的诊室房门还紧紧地关着。诊室门口的小屏幕上，显示她在看最后一位病人，叫柳亮。

我把旅游日程看了三四遍，俞明华的诊室门才被推开，最后一位病人在跟她致谢："谢谢俞医生，真的，非常非常感谢！"

我一怔，这个嗓音似曾相识。

病人走出来，仔细地把诊室门关上。一转身，正好跟我打了个照面。

我大吃一惊，差点喊出声来，这不是陪李梦洁看病的"阿亮"吗？！

一时间，千头万绪在脑海里冒出，他为什么会在这里？他找俞明华看病？李梦洁的自杀跟他有没有关系？他是不是藏了太多的心事？李梦洁会不会是因为跟他有婚外情，无法取舍，内心崩溃，才产生轻生的念头？抑或他精神原本就有问题，害了李梦洁？

太多的问题在我脑子里打转。阿亮看到我也愣住了。僵持了几秒钟，他忽然给我深深鞠了一躬："程医生，辛苦您了！真是对不住，给您添麻烦了！"说完匆匆离去。我想拽住他问个究竟，但终究觉得不妥。

我推开门，一屁股坐在俞明华对面。

俞明华是深受病人喜爱的心理咨询专家。刚毕业的时候，我们奇怪她为什么选择这个专业。她说，与躯体病变比较，心理学充满了神秘感。世界是物质的，但人类对世界的感知却是完全主观的。正如王阳明所言："你未看此花时，此花与汝心同归于寂；你来看此花时，则此花颜色一时明白起来。"心理科医生就是帮助病人看清世间花朵的色彩。

俞明华长得如花似玉，性格活泼开朗，是文娱积极分子。医院联欢会排练小品，她往衣服里塞一个枕头，手叉着腰，走路一歪一瘸，扮演即将临盆的孕妇，连从上海戏剧学院请来的导演都赞不绝口。观众们开怀大笑时，无论如何也不会想到，这个惟妙惟肖的业余演员的本职工作需要多么谨慎小心，考虑问题需要多么缜密周全。她帮助和拯救了很多很多病人。她的辛苦不是常人能体会的。每次门诊的前一天，她都要吃好睡好，才能在第二天以充沛的体力和精力倾听、包容、疏导那些藏在内心最深处的疼痛和不安。她非常了解病人的需求，尽量少用药，多用周详的逻辑分析和智慧的言谈词汇，帮助那些迷失的心灵迷途重返。

每次看完门诊，她都筋疲力尽。

我跟印江累了，会胡乱聊八卦，会发牢骚甚至骂娘。她不行，职业操守让她什么都不能说。病人跟她倾诉的内容，就像倒入了深井，永远不会曝光，她只会想方设法把深井填埋，然后种上绿植，让这小片土地融入到社会的郁郁葱葱中去。

我的心里又是好奇又是焦虑，但我明白她不会轻易讲病人的情况。

憋了半天，我问她："中饭吃了没？"她经常看完病人，暴饮暴食一番，有时候还会留在诊室看书或者去看电影。每个人的承受能力都有限度，心理医生也需要宣泄。

她默不作声。

我又等了一会儿，实在忍耐不住了："刚才那个病人找你是不是因为李梦洁？这回你必须告诉我，李梦洁也是我的病人！"

她还是默不作声。

我急了："你必须告诉我，李梦洁到底为啥自杀？否则我要去公安局报案！"

俞明华答非所问，脸上有一种深深的挫败感："人最后还是没了。"

柳亮是李梦洁的初恋。

说是初恋，其实是一段高中时代欲说还休的青涩感情，从李梦洁的口中叙述出来，悠扬而惆怅。

暮春五月，从前的那座校园四处郁郁葱葱。主教学楼不高，只有五层，可是很长，看上去还是挺巍峨的。楼前铺着红砖路，阳光摇曳，两旁高大的泡桐树婆婆娑娑。教室在三楼，北面的窗开得大大的，南面是走廊，对着走廊的窗也开得大大的。

南面、北面的窗户都对着泡桐树，泡桐的树叶宽大平展，仔细看，表面平铺着一层细小的白色茸毛。泡桐在一夜之间开花，硕大的花朵簇在一起，从白到紫，香甜的芬芳随风飘荡。

上高二的李梦洁，穿着白衬衫，领子上有一圈同色白布折起的花边，深蓝直筒裤。马尾辫子，有时候也编两根短麻花。

高中生活十分规律，上学，放学，上课，下课，一趟趟穿梭在走廊里，来来回回，总要经过柳亮他们班教室的窗前。

柳亮比她高一级，长腿长脚，乌黑浓密的头发，整齐洁白的牙齿，长长的眼睛黑白分明。每次他都坐在最靠近走廊窗户的位置，一直在看书。经过的时候，李梦洁觉得"气喘不过来，仿佛要窒息"——这是李梦洁的原话。不久前，李梦洁坐在我现在的位置，在柔和的灯光下，艰难地向心理医生俞明华袒露内心最柔软的领地。

天气渐渐热了。初夏的雷阵雨说来就来，劈头盖脸地把没有凋谢的泡桐花朵全部打落到砖路上。树木不断生长新绿的嫩芽，热烘烘的空气里满是清新的味道。

柳亮要高考了。

她经过走廊，她经过窗前，她经过他身边。忽然，他叫她的名字，递给她一张明信片。她接过，一句话都没说，回到自己班里。

从此再没有音信。一年后，她也离开家乡去上大学，在繁华的都市扎下根来。

直至一次她跟朋友一起去淀山湖野外烧烤。也是五月，天是明亮的蓝色，湖水是明亮的绿色，各种花都开了，水面上浮着五彩的野鸭子和白色的鹅。

大家一边吃一边闲聊。大人忙碌地走来走去，孩子们打闹嬉戏。

然后——她看到了他的脸。

在阳光下，柳亮的头发乌黑浓密，牙齿洁白整齐，长腿长脚，一点都没有变，宽大的手背上静脉一根根凸起来，很有力量。

在那个瞬间，白色的、紫色的泡桐花重新在身边绽放。他们惊喜寒暄，互留联系方式，时间仿佛倒退到二十年前。

那天回家很晚很晚。灯下，她翻出一张发黄的明信片。时间太久，已经有了霉点，但是还能看出明信片的正面是东北冬日清晨的白桦林，太阳刚刚升起。反面用黑色碳素墨水工整地写着："我们永远是好朋友。"

怎么开始的谁也不记得，李梦洁只知道自己着了魔。二十年前的隐秘情愫，二十年后蓬勃而生。在偶然清醒的间歇，李梦洁深深自责。她明白这是不道德的，是完全不对的。她的家庭幸福美满，孩子聪明可爱，先生是上市公司的高管，虽然工作繁忙、经常出差，但对她、对家庭都全心全意。在学校里，她是尽职尽责的好老师；在同事和朋友眼里，她是不折不扣的人生赢家。

我听到这里，坐不住了，从口袋里把刚才打印的李梦洁的病史掏了出来，摊在桌子上给俞明华看："明华，你得把你知道的全部说出来。李梦洁跟柳亮的事，她先生知道吗？她自杀可能没那么简单！"

俞明华缓缓地摇摇头："蕾蕾，你听我讲完。"

李梦洁说，其实，心里喜欢的人在冥冥之中早已注定，就好像一枚刻字的模具，一横一竖，一撇一捺，明明白白就在那里，唯有当合适的时机到来，才会显现出清晰的字样。她知道现在是在错误的时间重逢对的人，是造化弄人、阴差阳错，却无从割舍。

他们都明白利害关系，其间分分合合，在克制和无法克制之间徘徊。柳亮提出过各自离婚然后两人在一起，但李梦洁坚决不同意。双方都有孩子，各自的配偶并没有做错过什么。婚姻的起初是一个男人与一个女人牵手，但一旦组织起家庭就是血脉相连，所牵扯的方方面面根深蒂固。

理智与情感，道德与激情，他们在反反复复来回拉扯，始终没有找到合适的解决办法。

"然后呢？"我心想，这事儿简直跟电视剧一样。

"然后，她得了淋巴瘤。"俞明华说道。

李梦洁觉得这是上天对她的警告。任何人得了恶性肿瘤，情绪都难免波动。在她最脆弱的时候，她老公因为一个重大的项目一直往返于上海和巴黎，柳亮成为她充满无休无尽的彷徨、恐惧和无助的日子里唯一能依赖的支柱。

李梦洁淋巴瘤的治疗效果不错，但一年多后，蒽环类化疗药物的心脏毒性逐渐凸显，她的心情变得更加低落。潜意识里，她认为这是自己做错事情得到的惩戒。

"净瞎掰。"我听到这里回应了一句。淋巴瘤的致病原因目前还不是非常明确，但化学污染和病毒感染不可忽视，尤其是染发剂，它与淋巴瘤之间存在着直接关联，所以，染发一定要谨慎，适可而止。

至于化疗药物的心脏毒性，这个早有定论，只是由于个体差异，症状表现不一，我们所能做到的，是尽早发现并预防治疗。李梦洁也算是受过高等教育的人，怎么会有这种唯心论的想法？

俞明华对我的反应不以为然："人跟人是不一样的，有些人的思想包袱一旦背上就很难甩开。李梦洁人长得漂亮，家庭条件也好，跟柳亮这档子事不能拿上台面，又迈不出离婚这一步，内心始终充满愧疚和自责。"

我则有些不耐烦："不就是一出狗血剧嘛。哎，刚才那个柳亮为啥找你？"

所有顽固性失眠都和精神心理相关

俞明华瞄了我一眼："李梦洁找你看病的时候，你没发现她失眠？"

"她说了，我让她去看神经内科，咋啦？"我不解。

在心内科病人中，有相当一部分没有明显的心血管病变，但胸闷、胸痛、心慌、气短反复发作，无法排解。这些人频频求医，困苦不堪。

这些病人一般都不是心脏器质性病变，而是神经系统或者心理异常。其中，尤以心脏神经官能症、更年心和睡眠障碍最为突出。

心脏神经官能症又称功能性心脏不适，是神经官能症的一种特殊类型。

神经系统是人体内起主导作用的功能调节系统，可分为躯体神经系统和内脏神经系统。躯体神经主要分布于皮肤和运动系统，比如骨骼、关节和骨骼肌，管理皮肤的感觉与骨骼肌肉的感觉和运动。内脏神经主要分布于内脏腺体内，管理它们的感觉和运动。内脏神经又根据其功能分为交感神经和副交感神经。

总而言之，躯体神经系统是我们的意志可以控制的，但内脏神经系统不受我们的主观意志控制。有些人的内脏神经系统功能紊乱，也就是神经官能症，症状主要体现在心血管系统，常见的有心悸、心前区疼痛、胸闷、气短、呼吸困难、头晕、失眠、多梦等症状。

更年心，是更年期综合征的一个特殊类型。女性在绝经前后，体内雌激素等内分泌激素水平的波动会引发一系列身体不适，主要表现为：心慌，喜欢长出气；胸闷，心前区疼痛；同时伴发失眠、多梦、潮热、头痛、头晕等症状。

此外，以为自己得了心脏病前来就诊，结果发现心血管没有任何问题，实际上是睡眠不好的大有人在。

睡眠是人体的重要生理机能，良好的睡眠能消除疲劳、恢复体力；保护大脑，恢复精力；补充能量，增强免疫力；促进人体生长发育；对护肤美容也颇有益处。

如果因为各种原因导致入睡困难、睡眠质量下降或者睡眠时间缩短，都会影响人体健康，轻则疲乏无力，重则无法进行正常的工作和家庭生活。

我们的传统文化强调天人合一，从医学上来说，就是一个人一定要适应大自然的规律，该吃就吃，该喝就喝，该休息的时候就休息，该睡觉的时候就睡觉。人类文明史，满打满算还不到一万年，我们的祖先生活在大自然环境中，日出而作，日落而息，所以，人体的结构和功能都是为了适应这种规律而完善的。如果将其强行打破，势必会对健康产生影响。昼伏夜出、频繁的夜班会缩短预期寿命，增加消化道和心血管等疾病的发病率，这些判断早已被现代医学所证实。

人体的睡眠有约定俗成的标准，成人应当保持每天 7 ～ 8 个小时睡眠时间。因此，从健康角度出发，我们强调好好睡觉、睡好觉。

正常的睡眠不但能维护人体机能运转，而且对保护和维护人的正常心理活动也十分重要。即便是短时间的睡眠不佳也会引发注意力涣散，长时间失眠者则会进一步加重心理异常。有一种残忍的刑讯手段就是让嫌疑犯彻夜不眠，过不了两天，嫌疑犯的心理防线就会崩溃。

如果睡眠欠佳，通过调整生活方式也无法缓解，就应当像得了冠心病、高血压或者糖尿病那样去正规医疗机构就诊，千万不要讳疾忌医，睡不好觉可不是小事。

李梦洁来找我看病的时候，说晚上睡不好，一晚上躺在床上的时间不短，但真正睡着的时间只有四五个小时。这在心血管病人当中是十分普遍的现象。因此，我推荐她去看神经内科。

“她去看了神经内科，但神经内科把她转诊给我了。”俞明华意味深长地看了我一眼，再次重复了她的经典名言，“所有的顽固性失眠，或多或少都有精神心理因素作祟。”

失眠的原因复杂多样，任何可引起大脑中枢神经兴奋性增加的因素都可能成为失眠的原因。病因大致可分为环境因素、行为因素、疾病因素、精神因素以及药物和嗜酒因素等。

环境因素是引发失眠的最常见原因之一，居住环境嘈杂、住房拥挤、卧具不舒适、空气污染或者突然改变睡眠的环境，噪声、强光的刺激，气温的过冷或者过热，以及蚊虫的侵扰都会影响睡眠而让人出现失眠状况。

不良的生活习惯，如睡前饮茶、喝咖啡、吸烟等，经常日夜倒班工作，以及长期夜间作业，流动性工作如出差等，都可以改变睡眠规律而引发失眠。

另外，生活不规律、入睡无定时、过度娱乐以及跨时区的时差反应等，会破坏体内生物钟的节奏，导致失眠。饮食过饥过饱、疲劳兴奋等也可引起失眠。

这其中，精神因素是引起失眠的主要原因。生活和工作中的各种不愉快事情导致焦虑、抑郁、过度兴奋、愤怒，持续的精神创伤导致的悲伤、恐惧等，均可引起失眠或者加重失眠。多数失眠者因为工作压力大、过于疲惫和思虑过多；或者因过分关注自身失眠问题而不能保证正常的睡眠，即使睡着了也是多梦易醒，出现恶性循环。

有时候，失眠还可能是一种表象，背后隐藏着其他疾病，如神经衰弱、精神分裂症、甲状腺功能亢进、肺源性心脏病、中枢神经系统疾病、膀胱炎、女性生殖系统疾病、冠心病、营养不良、糖尿病等。

除却上述原因，失眠还与年龄密切相关，年龄越大越容易失眠，老年人入睡时间往往较长，加上夜尿多、睡眠浅、易醒等原因，失眠发生率比年轻人高得多。

另外，有些失眠纯粹是由药物引起的，即药源性失眠。某些平喘药、安定药、利尿药、强心药、降压药、对胃有刺激的药以及中枢兴奋药可能会影响睡眠。长期服用安眠药，一旦停药会有戒断症状。

偶尔饮酒可能有帮助睡眠的作用，但若长期饮酒，就像吃安眠药一样会上瘾，久而久之也会影响正常睡眠。

“神经内科把李梦洁转诊给你了？你怀疑她是……”我试探地看着俞明华。

“不是怀疑。”俞明华的语气非常可惜，非常遗憾，非常沉痛，“李梦洁是抑郁症。”

“抑郁症？”我的脑子一下子没转过来弯，“她看上去还行啊，笑眯眯的。”

“她是微笑型抑郁症。”俞明华叹息道，“她最后一次找我看病的时候，病情极度恶化，消极观念很严重。我非常担心，跟她说必须直系亲属 24 小时陪同，建议她直接转诊去上海市精神卫生中心住院治疗。”

“她不肯？”我说道。

俞明华叹了一口气：“她说她先生在国外……文化程度还真和依从性无关，告知病情的时候明明还签了字……”

生病对任何人都是一种打击，但躯体病变随着时间的推移能被病人自己和家属逐渐接受，比如得了高血压、冠心病，能坦然告知同事和朋友，交流之后得到同情、照顾和呵护；而对于心理疾患及精神疾病，病人及其家庭大多十分抗拒，不愿意主动谈及，甚至极度忌讳别人知晓。

在我们国家，“精神病”不只是一种疾病的名称，大部分情况下，人们说出这三个字的时候，语气中充满了歧视和嫌弃。不要说像李梦洁这样家庭条件优越的知识分子，大多数普通病人，当医生告知他们，心前区不舒服不是心脏病而可能是心理疾患，建议他们去看心理咨询门诊的时候，他们往往无法理解，甚至义愤填膺：“啊？我怎么会是精神病！你瞎说！我很正常！”

但事实上，心理疾病十分普遍，可以说，每个人一生中或多或少都发生过心理异常，只不过程度不同罢了。现代文明发展的同时带来的污染、生活快节奏、紧张、信息量空前巨大、社会关系复杂、作息方式变化、消费取向差异、在公平的理念下不公平的事实拉大等，都使心理疾病逐渐增多并恶化。

心理疾病的种类很多，常见的有抑郁症、焦虑症、强迫症等，其表现各不相同。从程度上来分，也有轻有重，比如焦虑情绪、焦虑状态、焦虑症。程度不同，造成的影响也不一样，需要的治疗和帮助也不同。

抑郁症在心血管病人中十分常见。

抑郁症，又称抑郁障碍，主要临床特征是显著而持久的心境低落。病人的心境与其处境并不相称。比如，在别人眼里，李梦洁的家庭和工作都非常顺利，貌似不可能产生思想负担。但抑郁症起病是多重因素相互作用的结果，即便看上去春风得意，病人也会情绪消沉，其症状从闷闷不乐到悲痛欲绝、自卑抑郁，乃至悲观厌世，甚至有自杀企图或行为。病人的心境低落情况会反复发作，每次发作至少持续两周，长者甚至达数年。

在抑郁症中，有一种特殊的类型叫作“微笑型抑郁症”。这类病人无法正当地处理外界压力，不愿意倾诉，不愿意放弃“尊严”，说简单点，就是放不下面子。尽管内心深处感到极度痛苦、压抑、忧愁和悲哀，表面却若无其事，面带“微笑”，这种微笑并不是发自内心深处的真正快乐，而是为了应付工作、应付家人、碍于面子而违心地强作欢颜。

这类病人人前云淡风轻，人后哀痛哭泣，病症难以被外人发现，也抗拒就医，孤独和寂寞格外深刻，对健康的损害极大。他们的一个典型症状就是顽固性睡眠障碍，表现为失眠、难以入睡、早醒、睡眠规律紊乱、睡眠质量差等。

微笑型抑郁症病人，需服用抗抑郁药物进行治疗，同时辅以心理治疗。

如果没能得到及时诊治，病人的病情很难自行缓解，抑郁心境会引起极度消极、悲观，病人总是沉浸在自我谴责、自卑之中，对前途悲观绝望，最严重时会自残甚至自杀。

最初，我建议李梦洁看神经内科门诊，她也拖了很久，实在坚持不住了才去就诊。

神经内科医生仔细询问了情况，先给她开了安眠药。

李梦洁十分抵触，不愿意吃安眠药，觉得安眠药一吃就会上瘾，而且会损伤智力。

神经内科医生啼笑皆非。其实，李梦洁的想法相当普遍。但实际上，当自我调整后依旧无法安睡的时候，服用安眠药是最好的方法。安眠药确实存在副作用，但能让失眠者获得必要的休息，恢复体力，绝对利大于弊。

李梦洁最终被神经内科医生说服。一开始吃安眠药的效果还不错，但没过三个月，吃了安眠药也只能睡着三四个小时。再去就诊时，医生建议她去心理咨询科。

李梦洁再次拖延，非常抗拒："去心理咨询科干吗？那里不是看精神病的吗？"去年冬天，她实在撑不住了，第一次找俞明华看病。尽管门诊大楼里温暖如春，她却戴着帽子，裹着围巾，还架着墨镜。对她来说，看心理门诊等于承认自己有精神病，是怪物。而且，她始终觉得，自己不断得病是因为自己做错了事情，愧对父母、家庭和孩子。

俞明华给她制定了治疗方案。她的病情时好时坏，始终无法坦然面对自己的抑郁症，甚至对自己的丈夫也没有讲明病情，掩饰说只是睡不好，"睡不好的人很多的"！

得病之后，她跟柳亮藕断丝连。从理智上，她拒绝再跟柳亮见面；但从情感上，她觉得柳亮是这个世界上唯一能毫无顾忌地袒露心声的人，是她垂死挣扎的时候能够对着喃喃自语的树洞。

最近几个月，李梦洁的病情每况愈下。最后一次，柳亮陪着李梦洁找俞明华看病。尽管俞明华反复告知其病情的严重性，但是她坚决不肯去市精神卫生中心，更别提在那里住院了。

柳亮思来想去，十分担忧。既然医生说她的病情非常严重，已经有了明显的轻生念头，随时可能自杀，让她独自回家肯定不合适。李梦洁的爱人经常出差，儿子念的是寄宿学校，钟点工阿姨也只是一周来一次。那怎么办呢？最后，他想出一个折中的办法，既然李梦洁不肯去精神卫生中心，但看心脏病名正言顺，如果住在心内科病房，不也是住院吗？房间里有三四位病友，不就安全了吗？

所以，柳亮陪着李梦洁一直等到我门诊结束，要求住院。而我对实际情况一无所知。

听到这里，我终于对他俩异常执着地要求住院的原因恍然大悟。

但是，住在心内科病房期间，他们对小洪叙述病史的时候，对这些绝口不提。

李梦洁住进心内科病房的时候，抗抑郁的药吃完了，却没重视。首先，他们觉得住在医院等于上了保险；其次，她不愿意继续服药，怕别人发现她在吃“精神病药”。最终酿成大祸。

归根结底，李梦洁太看重面子了。她每次来我门诊的时候，用的是医保卡，但去俞明华那里却自费挂号。所以，她的病史在我们医院的电子病历系统里是脱节的，否则我早该发现她的抑郁症。有些抑郁症病人就是这样跟医生玩捉迷藏，最后把自己的生命给藏没了。

我痛心地看着电脑屏幕，无言以对。

“听到噩耗，柳亮也崩溃了。他不能去现场，不能吊唁，一切的一切，只能深埋在心里。更重要的是，他觉得李梦洁的死他也有责任，如果听医生的话，劝说她去精神卫生中心住院，或许就不会发生这样的悲剧。他觉得自己快承受不住了，也需要心理疏导，所以下午来找我了。”俞明华解开了我心中的最后一个谜团。

至少三分之一的心理障碍病人来自心脏科

我们在医学院上课的时候，按照人体八大系统学习疾病：呼吸系统、心血管系统、泌尿系统、血液和造血系统、内分泌系统、骨骼系统、神经系统和生殖系统。

但实际上，人体各个系统之间相互作用，密不可分。高血压会引起眼病、肾脏病等，诱发冠状动脉粥样硬化；肾功能不全不可避免地会导致血压升高；高脂血症会导致肝功能异常；心律失常、血栓形成引起脑中风、肢体瘫痪。

而这些，仅仅是脏器与脏器之间的关联。在相当长的时间里，我们忽视了人的心理和精神因素。心理和精神方面的疾患有时候比八大系统病变给身体带来的危害更大。心理障碍严重者可引发精神病，不但让人行为异常，而且导致体力下降，无法正常工作和生活。异常的精神状态多多少少都会牵连到人体的八大系统，首先表现在心血管疾病上。按照俞明华的说法，“我有至少三分之一的病人是从心脏科转来的”。

在这里，要特别说明，精神病不是神经病。

神经病是人体神经系统出了问题，譬如周围神经病、脑血管病导致的肢体疼痛、麻木、无力、瘫痪等。但精神病以精神异常为主，两者的症状、检查以及化验结果完全不同。

人在情绪过度激亢和低落时，躯体症状最容易见诸胸部和腹部。有些人的胸部不适完全是由心理障碍或者精神疾病引起的。如果心脏科医生不具备一定的心理学知识，无法辨别，就会贻误病情。即便是我们复旦大学附属中山医院的心脏科医生，也可能无法诊断出心力衰竭病人同时合并有严重的“微笑型抑郁症”。

就算有的病人只是有些心脏小问题，由于心理负担过重，也可能最终导致症状恶化；还有一些病人确实患有严重的心脏病，经过治疗后，心脏功能恢复良好，但内心终日惶恐，如同惊弓之鸟，心脏疾病也会因为心理异常而加重。近期欧洲有研究表明，伴有抑郁症的心血管病病人，其死亡率是不伴有抑郁症病人的两倍。抑郁是导致心血管病人死亡的最重要、最强烈的危险因素之一。即使心血管病病人发生抑郁的时间不长，也会增加死亡的风险。

这些绝不是医生杞人忧天。有些患有严重缓慢型心律失常的病人在植入自动除颤复律起搏器后，也就是采用人工发电机以避免心脏停跳，生命基本安全无虞。但其中一小部分人对人工发电机的电流释放特别敏感和惧怕，日夜忧心忡忡，严重者战栗不止，甚至会躁狂发作，自己把植入心腔的起搏导管硬生生拽拉出来！

所以，千万不要轻视那些心理或者精神因素带来的身体不适，而要勇敢地面对可能或者真实存在的心理问题。躯体不健康要及时医治，心理不健康更需要。

过了一个月，我造访美国哥伦比亚大学附属医院。

哥大的各家附属医院特色不同，尤以心血管介入中心和心脏康复中心给我留下最为深刻的印象。他们的设施和技术世界领先，但不谦虚地说，现在国内的大型心脏中心比其并未逊色多少。

参观完毕，我在一楼长廊看到一个很特别的房间。这个房间里，放置了舒适的桌椅，有绿色植物和鲜花，可以调节光线。

这间房间肯定不是诊室，因为没有任何医疗设施；也不是病房，因为没有病床；更不像是实验室或会议室，因为没有任何实验设备或讲台。我有点好奇。

好友介绍说，这是祷告室。当病人和亲人遭受病痛折磨的时候，人的心灵也承受着痛苦，除了针药治疗，祷告能在某种程度上缓解焦躁、困惑和恐惧。牧师也会不定期根据他们的需求来到祷告室，帮助病人和家属进行心理疏导，“医院的墙壁比教堂听过更真诚的祷告”。

此外，美国的病人也更容易对医生敞开心扉，他们可以非常自然地告诉医生：“我正在经历精神上的折磨，医生，我可能抑郁了。”

因为，抑郁等心理精神障碍原本就是与躯体疾病等同的一种疾病类型，没有必要羞于启齿。

而这些，在我们国家，一切才刚刚起步。

我将李梦洁的情况告诉了小洪。

小洪触动很大，经过积极筹备，与俞明华开设了“双心医学”专科门诊。

双心医学同时关注心血管和心理的健康，追求身心完整统一。这是一种联合诊疗，主诊医生包括心脏科医生和心理科医生，全面呵护病人的精神心理和心血管健康。在国内多家大型心脏中心，双心诊疗门诊纷纷设立，为同时合并心理障碍的心血管病人提供咨询、帮助和治疗。

人，是世界上最为复杂的有机体。医生不能只看病，我们要救的，是人心。

李梦洁在情感纠葛中犹豫挣扎，作为外人，无从过问她的任何决定。她在情感和理智的拉扯中陷入了抑郁，却碍于面子不肯接受正规治疗，最终踏上了一条最不应该的道路。如果她能够听从心理医生的建议，坚持服药，坦然面对，事情总有解决的办法。

正常男人一次射精能排出数千万甚至两亿左右个精子，只有一个能形成胚胎；再经过各种机缘巧合，才能顺利降生一个健康的孩子。所以，每一个人的存在都源自不可思议的概率。请务必珍惜。

毕竟，只有活着，才有选择的权利。

现在，笨笨已经上小学一年级了。

小白是一位伟大的母亲，三年多来，小白用尽一切方法，逐步开启笨笨闭塞的心灵。

如今，笨笨不但能在普通小学跟上课程，而且在钢琴上颇有建树。“来自星星的孩子”虽然社交能力薄弱匮乏，但在某些智力发展方面有独到之处，笨笨在音乐学习方面较一般的小孩进步神速。

小白经常在微信朋友圈发布笨笨弹钢琴的视频，他像模像样地穿着礼服，戴着领结，先给观众鞠躬，然后一本正经地坐到琴凳上。很难想象，《c小调第五交响曲》磅礴大气的音符，从如此稚嫩的手指下流淌出来，畅达纯熟，震撼人心。

贝多芬这首脍炙人口的乐曲还有一个别称——《命运交响曲》。

这是小白和她的孩子一起在演绎——“我要同命运抗争，绝不能被它征服”！

第二章 | CHAPTER TWO |

当医生生病时

肾不好，心脏也好不了

五点半，Happy兴高采烈地放学回家，在门口一边换拖鞋，一边叽叽喳喳汇报，她的“人体模型”被老师收走了！

那是昨天的生理卫生课作业，要求在一张硬纸板上画的人形中，按照解剖结构，用彩泥捏出不同的脏器，粘在相应的部位上。

Happy在房间里窸窸窣窣搞了整整一个小时，老刘和我欣赏了一眼Happy的作品，不约而同点评道：“肾脏怎么光秃秃的？肾上腺呢？”

对于这个年龄段的孩子，老师的话大过天。Happy理直气壮地说：“老师就写了心脏、肺、胃、大肠、小肠和肝脏。”

老刘的积极性被充分调动起来：“这怎么行？”说罢，撸起袖子，给两个肾脏各戴上一顶小帽子，左边肾上腺是新月形，右边肾上腺则是三角形。

Happy将信将疑：“老妈，这样对吗？”

老刘一听十分不忿：“干吗问她？别总跟着你妈瞎起哄，泌尿外科管的东西可重要了，要是肾脏、肾上腺不好，不但心脏不会跳，血压也完蛋！”

“别瞎吹了，你就是管尿尿的！”这爷儿俩没大没小斗惯了。

我煞有介事地清了清嗓子："你爸说得对。"

孩子大了，老刘一再告诫我要在孩子面前树立其权威性，我总得摆点姿态出来。另外，事实也确实如此。

中医脏腑相关理论十分强调"心肾相交"。正常的心功能离不开健康的肾脏，肾功能不好势必影响心功能。此外，很多药物进入人体后通过肾脏代谢与排泄，如果肾功能下降，而药物种类和剂量没有得到相应调整，药物浓度就会在体内积蓄增高，从而引起各种不良反应，严重者甚至会致死。所以，每个科室的医生在开药前，必须关注病人的肾功能。

而肾上腺是非常重要的内分泌器官，肾上腺素、去甲肾上腺素、糖皮质激素等各个声名显赫的激素均产自这两个扣在肾脏上面的小帽子，这些激素分泌过多或者过少会引起各种相应病症。

就这样，Happy 同学交上去的作业，除了规定动作之外，充分展示出对人体解剖的深入了解，得到生物老师的大力赞赏，作为优秀作业收走展示。

Happy 同学旗开得胜，一进家门就报告了这个好消息，之后，继续表现出对医学的极大兴趣："老妈，今天葛旻伟在校车上给我看了一条微信，说有个学医的女生被男朋友劈腿，女生忍无可忍，拿起刀猛砍男朋友 20 刀，却没有坐牢，因为她刀刀避开要害，只造成轻伤。真的假的？"

我听了内心万马奔腾，这步入青春期的孩子，一会儿"劈腿"，一会儿"刀刀避开要害"，该如何引导？当妈不容易，引导靠智力！

"这说难也难，说容易也容易！"我努力掌控局面，"解剖学是医学基础课程，大血管和神经分布都是有规律的。只要避开关键部位，当然有可能。不过，学医不仅仅学解剖，还要学好数学、英语、化学……"

我还没发挥完呢，老刘回来了。

话说，许多家庭的爸爸都是"猪一样的队友"，他们既做不好家务，也管不好娃，唯一擅长的就是神补刀。

今天这个场合，难道不应该遵照我清晰睿智的教育思路顺藤摸瓜，对孩子进行一场“学好数理化，走遍天下都不怕”的励志演讲吗？

然而，并没有。

这位先生进门后大摇大摆往沙发上一躺：“你妈说得对。连砍 20 刀，就算人没死也是故意伤害，派出所肯定要进的。这个方法太 low 了。”

Happy 一听，两只眼睛灼灼发光：“真的？还有比这个更牛的方法？老爸，快教我几招！”

我气急败坏地连咳两声。

老刘顿悟，“猪一样的队友”关键时刻还算机灵：“这个……昨晚不是给你的生理卫生作业加了肾上腺吗？有些人的肾上腺会长一种肿瘤，叫作嗜铬细胞瘤。如果渣男有嗜铬细胞瘤，随便往他腰上撞一下，就可能上西天！”

“为啥？”

“因为嗜铬细胞瘤在刺激之下会导致血压飙升，就算不死也会残废！”

作为对孩子的医学启蒙教育，嗜铬细胞瘤这个例子不错，极具戏剧张力。

嗜铬细胞瘤 80% ~ 90% 原发于肾上腺，是继发性高血压的重要病种。也就是说，这类病人的高血压是肿瘤引起的。嗜铬细胞瘤能分泌大量儿茶酚胺，导致血压阵发性急剧增高。

高血压根据血压升高程度分为不同等级，血压达到收缩压 180 毫米汞柱、舒张压 110 毫米汞柱即为 3 级，需要紧急降压。

不过，高血压分级在嗜铬细胞瘤面前秒变浮云。它要玩就玩大的，阵发性血压波动时，收缩压超过 200 甚至 300 毫米汞柱也不稀奇，稍有不慎，即威胁生命，如不及时控制，后果不堪设想。

“血压高得跟灭火用的消防水龙头一样，脑子里血管爆炸，人马上翘辫子。就算不死，也全身瘫痪了。”老刘在沙发上换了一下姿势。

我琢磨了一下，咋感觉不对？讲的知识没错，但从道德层面咱不能给孩子这么灌输吧！赶紧补救道：“嗜铬细胞瘤只要做手术切除，是完全能治好的！”

一提到这茬儿，老刘更来劲了：“那是，老爸切过好多个嗜铬细胞瘤！”

切除嗜铬细胞瘤的过程用“惊心动魄”都不足以形容。因为这种肿瘤稍有风吹草动，就会瞬间释放大量儿茶酚胺进入血液，让血压飙升。因此，在手术时，医生要像绣花姑娘那样屏声静气，充分小心剥离周围组织，轻轻将肿瘤整颗摘除。稍有打草惊蛇，那就等着看大戏吧，如同脱缰之马的血压会造成严重的大出血。

而且，其他肿瘤只要切除了，一般就会万事大吉。极具个性的嗜铬细胞瘤却说“不”。一旦把肿瘤连锅端了，有些病人的血压就像跳楼机一样直线下坠。要知道，高血压固然不好，但低血压更加可怕。所以，嗜铬细胞瘤的术前准备是最复杂和谨慎的，两头都要兼顾，既怕术中血压往上升，又怕术后血压朝下降。

因此，医生一旦发现病人血压升高，必须鉴别是原发性高血压还是其他原因引起的继发性高血压。采取的第一步措施往往不是开降压药，而是让病人检查肾脏和肾上腺，就是这个道理。

老刘舌灿莲花，侃侃而谈了一大通切除嗜铬细胞瘤的必要性、惊险性和挑战性，重点当然是向他女儿展示其无与伦比的英明神武。

Happy 听得似懂非懂：“噢……那嗜铬细胞瘤很多吗？要是渣男没长这种肿瘤怎么办？”

这倒也是，嗜铬细胞瘤在高血压病人中的发病率不足百分之一，劈腿的渣男乃年轻男性，长嗜铬细胞瘤的可能性小之又小。

女儿露出失望的神情，老刘坐不住了：“其实，就算渣男没病，也有很多法子！”

“还有啥办法？”

“这个……”老刘左右为难，瞅瞅女儿，又瞅瞅我，手一点，“问你妈！你妈会下毒！爸爸以前就被她毒过！”

“真的？妈妈，你是怎么下毒的？”

我脱口而出：“瞎说！怎么变成我毒的？”

Happy 喜出望外，紧紧攥住我的胳膊："爸爸真的被毒过！不是你毒的，那是谁毒的？"

我掰开 Happy 的手，白了老刘一眼："胡扯什么！还不赶紧出发？跟董晓凤她们约了 6 点钟见面！"

实验成功的副产品：病毒性心肌炎

人的一生说长也长，说快也快。

尤其对于医生，时间在日复一日的忙碌中迅速消逝，往事仿佛开车在高速公路上急速奔驰时后视镜中的画面，根本来不及细看。董晓凤说起话来响亮清脆，走起路来步履匆匆，做实验一板一眼，讨论问题特别喜欢引经据典，能跟我吵到面红耳赤，伸手抄起文献递塞到我面前："你看！你看！可以做的，你可以做！"隔了这么多年，我还清晰地记得她的手指。她人虽高，却长了一双小手，手指又细又白，跟她养的小白鼠一样。

如果不是她那么坚持和执着，或许老刘真的不会有那一劫。

一晃，20 年过去了。以前，住院医生和研究生都住在医院的 7 号楼，彼此非常熟悉。我跟董晓凤正好住在对门。

每天不管在宿舍还是在科室，进进出出都打照面，我俩很快混在一起。那时候的生活哪有现在这么多姿多彩。手机是绝对的高端货，互联网只有主任的办公室才有，电脑是帮助人脑处理数据和查看文献的，不是用来玩的。不过，我们的生活照样有滋有味。我们借来电影录像带，周末在科室里看《肖申克的救赎》《纵横四海》《大话西游》和宫崎骏的经典动画《哈尔的移动城堡》。

我们的关系之亲密不言而喻。董晓凤那时候正做课题，让我给她的小白鼠做心脏超声。

一开始，我从理智上是抗拒的，从感情上是纠结的，从内心是担忧的。

董晓凤研究的是病毒性心肌炎。病毒无处不在，有些常见的病毒，如引起感冒和腹泻的柯萨奇病毒、腺病毒、流感病毒、副流感病毒等都会引起心肌炎症。病人常在发病前 1 ~ 3 周有上呼吸道或肠道感染史，表现为发热、全身酸痛、咽痛、倦怠、恶心、呕吐、腹泻等，然后出现心悸、胸闷、胸痛或心前区隐痛、头晕等。

心脏能够自主搏动，窦房结是整个电路的司令部。实际上，除了窦房结之外，电路上的每个点都能发出生物电，但它们平时慑于窦房结的威力，只充当传送信号的角色。不过，每位士兵都梦想着当将军，在某些疾病情况下，心脏电路上的某些下级军官和士兵蠢蠢欲动，冷不丁吹响号角，企图与窦房结分庭抗礼。它们发出的生物电引起的心脏搏动即为过早搏动，简称“早搏”。大家耳熟能详的“室早”“房早”指的就是室性过早搏动和房性过早搏动。而房室传导阻滞，指的则是电线故障，传输延迟或中断。

大部分病毒性心肌炎都不严重，仅在心电图上表现为早搏或者轻症房室传导阻滞，病人经过休息和药物治疗能够痊愈，但也有一些变异的病毒株在某些人身上引发严重的心肌水肿、心力衰竭。

董晓凤的课题就是想从感染了病毒的小白鼠身上，筛选出有效的诊断和治疗方法。她希望我给她的小白鼠做心脏超声检测。

我踌躇再三，顾虑主要有两点：

第一，这是董晓凤他们实验室自己培育的一种号称很厉害的变异新病毒株，威力四射。要知道，做动物实验，造模是关键。也就是说，要先让动物得相应的疾病，然后才能进行后续步骤。但经常发生种了病毒以后，小白鼠依然能吃能睡、心功能坚挺不下的局面。所以，董晓凤拿出“撒手锏”，号称这种新的变异病毒株一种一个准。可是，这么一来，人会不会感染？病毒这玩意儿拿捏起来难度颇大，虽说我们做实验的时候戴手套、戴帽子、戴口罩，但也不保险，有些病毒能通过空气传播，没准儿就从小白鼠身上传播到我身上。我正是如花似玉的年龄，老刘还没驾着七彩祥云前来迎娶呢。心肌炎这毛病说大不大，说小不小，迁延不愈者会演变为扩张型心肌病。我要不要冒险？

第二，小白鼠的心脏很小很小，只有绿豆那么大，检测起来难度系数极高。虽然科里有一个眼科高频探头，但既往师兄师姐们费了老鼻子劲也就是看看大白鼠，这次看小白鼠，我心里实在没底。大白鼠的心脏当然也很小，但那也有花生大。花生和绿豆之间的差异还是有显著统计学意义的。而且，小白鼠心率极快，在清醒状态下每分钟心跳超过六百次，即便进行了麻醉，每秒钟也得跳上五六次。在影像学检查中，心率过快是大忌，会严重干扰成像质量。譬如，很多病人问我，为啥排除冠状动脉病变、进行冠状动脉 CT 检查的时候要先吃药？那是因为进行冠状动脉 CT 检查时，需要对很多帧静态图像进行重建，才能完整显示冠状动脉的全貌。如果心跳偏快，精准度会大打折扣。所以，对于心率偏快的病人，建议他们在检查前服用倍他乐克减慢心率。做实验时，小白鼠的心脏就像一颗每分钟蹦跶三四百次的绿豆，太有挑战性了！思前想后，我怕自己轻诺寡信，到头来一个环节瘫痪导致全盘皆输，对不住董晓凤。学过医的都知道，做动物实验非常非常辛苦，谁不是一把辛酸泪？

回到宿舍，我一边犹豫一边往床上爬。董晓凤穿着睡衣冲到我们寝室，举着一篇文献："你做也得做，不做也得做！你看，你看！这篇文献用的就是眼科探头，能看小白鼠！你总舍不得让我毕不了业吧？"

室友们纷纷从蚊帐中探出脑袋，闹不清这半夜三更的到底啥状况。

我彻底无法就寝。董晓凤放下文献，"哗"地丢下一叠《读者》："以后，杂志也归我买！"

然后，她的嗓音变得无比柔美，在静谧的夜晚显得好诡异："亲爱的蕾蕾，别怕，我们实验室个个做柯萨奇病毒，没见谁生病……真要生病了，我去偷杨老太的黄芪甲苷喂你……”杨老太是董晓凤的恩师，我们心研所卫生部病毒性心肌病重点实验室的主任杨英珍教授。杨老太研究了一辈子病毒性心肌炎，发现从中药黄芪中提取的黄芪甲苷对病毒性心肌炎疗效甚佳，曾经因此荣获国家科技进步二等奖。因此，插一句题外话，要保护心脏、治疗早搏，不妨经常用黄芪泡茶喝。

董晓凤软硬兼施，把我拿下。所以说，闺密不能太“密”，太密就是我这种下场。

做实验的时候，老刘帮忙打下手。

一开始，要检测绿豆大小的心脏舒张和收缩功能的渐次变化，真心艰难。我一双水汪汪的大眼睛连续盯着屏幕，都快变成斗鸡眼了。做完实验，拿眼科探头的左手僵直得连水杯都端不起来。但老天从来不会让人白白流汗，只要功夫深，铁杵磨成针，最后终于不负董晓凤的期待，实验结果相当令人满意。

打那之后，很多兄弟医院也纷纷前来取经，这大大鼓舞了当时青涩的我。任何一件事情只要投入了，就能发现乐趣。除了成功的喜悦之外，其实小白鼠也很可爱，托在掌心，像个雪白的蓬松绒球。它们一开始很害怕，过一会儿才伸出粉红的鼻子和小爪子，轻轻挠来挠去，麻酥酥的，痒兮兮的，老刘玩得不亦乐乎。

乐极生悲，没等实验做完，老刘出状况了。

先是发烧、感冒，仗着年轻没当回事。没想到过了一个星期，他用投币电话打给我，有气无力地说胸口痛，查了心电图，一连串早搏！

好嘛，我从此下班后就乘坐摇摇晃晃的 49 路公交车跑去他们宿舍当厨师兼护工，忙了十多天，早搏也没见好。治疗病毒性心肌炎引起的心律失常，药物治疗还在其次，关键是吃得好、睡得好，注意保暖和休息。

为了让男朋友彻底疗养，我把老刘同学送上了回家的绿皮火车。他休养了整整两个月才回来上班。

从此，老刘对董晓凤印象最为深刻。董晓凤给生病的老刘表示了春风般温暖的慰问，但坚决不肯承认他的心脏早搏与她的小白鼠有关，理由是“我跟蕾蕾都没事”！这个死无对证，因为每个人对病毒的抵抗力截然不同。

从这件事上，我跟老刘达成两点共识：第一，男人对病毒的抵抗力不如女人；第二，以后老刘不能每个周末乘公交车来中山了，我们还是整个小窝结婚为妙。

尽管我们的婚礼日期安排在董晓凤的实验获得了圆满成功之后，她还是对老刘表达了十二万分不满。因为我们在浦东买了一间小房子，我退了医院宿舍，周末只有她孤独的一个人了。不过，董晓凤的形单影只没持续多久。她恋爱了。

董晓凤的对象跟她同班，叫彭涛，胸外科青年才俊一枚。两个人好上的那段时间如胶似漆。彭涛是苏州人，白白净净，普通话里带着吴侬软语的底子，动辄“俄娘子……”，甜得旁人鸡皮疙瘩掉一地。苏州话把“我老婆”叫“俄娘子”，我的娘子，懂哇？不过，他们轰轰烈烈了一场，却没修成正果。

董晓凤毕业回了老家武汉，结婚生子，成家立业，渐渐地，联系得越来越少。但年轻时候的情谊最为刻骨铭心。上个星期，她打电话说要来上海，可把我乐坏了。

“今晚让董大鸟请客，我那次被毒得太惨了！”老刘一边开车，一边还心有余悸。其实人家董晓凤要貌有貌，要才有才，可老刘偏说身高一米七算啥晓凤，纯粹一大鸟！为了这个称谓，当年两人三言两语不合就互相开涮。

Happy 则非常期待地问我：“老妈，那种病毒你还有吗？能不能给我一点？我要给葛旻伟一点颜色看看！”葛旻伟是她同桌，他们现在正是男生女生在课桌上画三八线的年龄。而且葛旻伟在校车上坐在Happy后面，总是拿膝盖顶她的座位。

老刘哈哈大笑：“你老妈那点花招，怎么敢在小嘎他妈面前显摆？还没等出手，先被人家放倒了！”葛旻伟的老妈是陈菡，麻醉科专家。今晚的聚会正是她张罗的。陈菡和她老公葛俊杰跟我都是同事。葛俊杰是山东人，山东方言“葛”为“嘎”，所以，葛俊杰是“老嘎”，葛旻伟是“小嘎”。

当医生天天忙，没有正常作息时间。老刘想到晚上要跟老嘎把酒言欢，还挺兴奋。这哥儿俩也一两个月没见了。他们的革命友谊始于 Happy 和小嘎读幼儿园，我们两家结伴去苏州水上乐园的时候。上了高速公路，老刘说：“你看，葛旻伟他爸太不像话了，开得太快，一下子就没影了！”我还没反应过来，他咬牙切齿地说：“看我怎么超过他！”从此，两个汽车发烧友不打不成交。

车刚驶入肇嘉浜路，陈菡的电话来了：“我们已经见到董晓凤了，你们啥时候到？”

我说：“很快，最多一刻钟——哎，老嘎来没？我有个病人下午去找他，不晓得咋样。”葛俊杰是血液科医生。

老嘎接过陈菡的手机：“蕾蕾，那个病人估计还是你的菜。我们待会儿见面再说。”

是我的菜？

酱油色小便？柳暗花明

男人每天折腾来折腾去刮胡子，女人呢总得不停地捯饬头发。

十多年前的一天，出了夜班也没休息，马不停蹄忙到下午。看看自己的头发实在不像样，我小步跑去斜土路的青青发廊。

青青发廊跟我们医院隔街相望，很近很方便。

我跑进发廊一屁股坐下，眼睛累得睁不开："不洗，尽量剪短，但还要能扎辫子。"那段时间一直要去手术室，戴手术帽的时候要把所有头发塞进帽子里，头发短了不好塞。那时候还是小医生，掉出来几缕肯定被巡回护士骂。

过来一位很年轻的理发师，中等个头儿："小姐，我是小田。"

我下意识地看了他一眼。也不知从什么时候开始，理发师流行各种花里胡哨的英文名，什么 Kevin、Mark，不一而足。这位好，原汁原味中国造。长得也很正宗，圆圆的脸，右边一颗虎牙，笑起来一团喜气。

这位小田理发师十分热情，具体表现在话很多。我剪头发的时候习惯闭目养神，但他奇思妙语不断，我总不能一直置之不理。

咔嚓咔嚓，剪完了。

“听你口音，东北的吧？”我问。

“是的，齐齐哈尔。知道这地方不？”

“知道。靠近大兴安岭吧？你跑得够远的。”

小田拿起吹风机，帮我把剪落的碎头发吹干净：“没办法，逃婚来的。”

我瞪大眼睛：“逃婚？”

“嗯。”他点头，“我丈母娘不乐意，说我就一剪头发的，不让她姑娘嫁给我，我俩没法，只好逃婚上这儿来了，等生米煮成熟饭、养个娃再回去。”

“你挺行的嘛！上海做头发价格高，你赚点儿钱，说不定你丈母娘就认你这碗熟饭了。”

“哪有那么容易？”小田利索地吹完头发，帮我把围垫取下来，羡慕地看着对面，“姐，这儿的工资确实比老家高，但花费也大，赚的钱还不够租房子的。我要是中山医院的医生就好了，他们赚钱老多了。”

我左照照，右照照，由衷地夸他：“看不出来你还有一手。”

小田挺得意：“那是，我念书不行，剪头发学得可快了，都没人教过，我偷偷看就学会了。要没这个手艺也不敢来大上海。”说完问我：“你干啥的呀？”

“我……”我话到嘴边咽了下去，“我是安徽来上海打工的。”他才说中山医院的医生工资高，我要说我就是对面的医生，他还不趁机宰我。

“嗯，你也不容易。妹子（晕死了，堂堂程医生从“小姐”变成“姐”，然后又降格为“妹子”），啧啧啧，你瞅瞅自个儿脸色，跟菜叶子一样（那当然，夜班出来脸上青黄不接）！上海的老板都狠得不行，我们打工的得往死里做。走，我带你去结账，就说是我的熟客，打个折，10 块得了！”

过了三个月，我出夜班又去剪头发，没想到小田还认识我：“妹子，太累咱就换工作，哪儿不能活人！”

那天时间正好有些富余，我问他：“小田，我想换个发型，你说烫个小波浪怎么样？”

“你别烫。”

“为啥？”

“你看你每次都急急忙忙的，鬈发再简单，早上起床都要稍微弄一下。你有时间吗？”理发师的观察力真不是盖的，“你不如剪个碎发，拉直，再挑染一下，洗头、梳头都不用管，还洋气。”

事实证明，小田很有见地。剪完头发，我刺溜跑到手术室冲了个澡，顶着一头迎风飘逸的、丝般顺滑的、黑色中若隐若现几缕棕黄的、芬芳怡人的秀发跑进食堂，大家伙儿都对我刮目相看。董晓凤则既动口又动手，拿筷子拨拉我的头发：“不错不错，哪儿弄的？”

我一巴掌打落她的筷子：“就在对面青青！”

“几铜（沪语，多少钱）？”

“一百！”

“哎呀，哪能噶便宜（沪语，怎么这么便宜）？”董晓凤操着武昌鱼味儿的上海话大呼小叫，“我也要去！”

“理发师给打了折。”我翻了她一眼，“你要找他做头发没问题，不过我跟他说我是安徽来上海打工的，你别穿帮。”

董晓凤哈哈大笑：“没事，我是从湖北来上海打工的。”

人要改变形象，头发是至关重要的环节。头发精神了，整个面貌都不一样。吃完晚饭，董晓凤真的也去对面找了小田。小田给她设计了一款干净利落的短发，前刘海稍微弄了一点卷儿，斜斜搭下来。董晓凤乘胜追击，重新配了一副黑框红边的眼镜，配上她的高挑身材，时髦指数立即上升百分之百。

又是一年春暖花开。据说小田的丈母娘舍不得女儿一直流浪在外，终于松口让他们回家结婚了。

董晓凤说：“蕾蕾，小田这小伙子不错，他要回去了，咱们再骗人家太不地道了。”

我点点头，跟董晓凤约了时间，一起找小田告别，顺便确立了我俩都是姐、他是弟的辈分。小田得知我俩正是对面中山医院的医生，一点也没受骗上当的感觉，喜上眉梢的他再三关照，如果去齐齐哈尔一定去找他。我跟董晓凤则嘚瑟地给他留了新买的手机号码。

人的一生中，遇到的很多人和很多事像翻卷的浪花，平息在广阔的水面，消失在回忆中。不过，我一直记得小田，因为后来无论闺密们琢磨头发怎么烫怎么染怎么折腾，我都记得那个长着虎牙的来上海逃婚的东北小伙子给我的建议，千年不变黑直发，又能披又能扎，别提多方便。

直至上个星期。

我接到一个陌生的从黑龙江打来的电话："姐，我是小田！"

我还以为是推销或者诈骗电话，我啥时候变成东北人的姐了？按照我的脾气一般都直接摁掉，那天也不知道为啥，鬼使神差地耐心听了两句。是小田。

他回东北后，在一家学校旁边租了间门面房继续开理发店。平淡的日子像流水一样，守着中意的老婆，有生意的时候干活，没生意的时候晒晒太阳，光景一天一天过去。

可是，老天爷不让人安稳，五年前，他老婆被查出心房颤动。

心房颤动是相当常见的心律失常。就是心脏电路系统搞政变，大家都不甩窦房结这个司令，各自为政，群魔乱舞。心房颤动在老年人中十分普遍。可小田老婆才三十岁出头，好好的怎么会得心房颤动呢？再一查，是风湿性心脏病，重度二尖瓣狭窄。在当地做了手术，换了人工机械二尖瓣。小田原本就心疼老婆，这下更加把老婆捧在掌心，出了医院，家里家外，啥都不让老婆沾手。

可是自从做完手术，他老婆一直病恹恹的。去检查都说没啥事，就是有点贫血。小田起早摸黑，忙完店里的生意，想方设法给老婆变着花样做着吃，可怎么都补不回来，不但贫血依旧，连肾功能指标都开始异常了。

一天夜里，老婆睡了。小田愁闷得睡不着，搬了张板凳坐在院子里。天上星星闪呀闪，地上的小田回想起当年老婆拉着他的手，不管不顾跑到上海。冬天，两个人在租赁的朝北的不足十平方米的小房子里，冷得抱在一起都直打哆嗦。北方是冷，但有暖气，哪像南方，零上零下都靠人硬挺着。两个人好不容易走到现在，难道这病就看不好了吗？东北汉子的眼泪哗哗流下来。

天上的星星像是眨着眼睛。小田忽然心头一亮，他想起了我跟董晓凤。这病在老家是看不好了，上海的医院应该有办法！

他跳起来回屋一通乱翻，还真找到了当年我们给他留的手机号码。

他哆哆嗦嗦先拨了一个，是空号。董晓凤回武汉了，手机号码当然换了。

停了几分钟，他拨了另外一个，接通了。

今天下午，小田带着他老婆风尘仆仆赶到我们医院。

因为下午事先有工作安排，我让小田先去找老嘎。贫血的原因有很多，得一步步查清楚。

可是，老嘎说小田老婆是我的菜？别闹了半天，他老婆是……

电话再次响起，是小田："小田，别着急，我一会儿跟葛医生见面好好商议你老婆的事……"

我话还没说完，小田便在那头呜咽不止："姐，完了！从你们医院看完病回到宾馆，我老婆脸色煞白，尿出来的尿跟酱油一样！"

这就更八九不离十！

听了小田的话，我反而会心一笑："放心，没大事！你们现在去我们医院急诊，挂心外科，我晚些时候去找你们！"

人的心脏瓣膜好像一扇门，门跟门框是配套的。植入人工心脏瓣膜的时候，摒弃原有的门，保留原有的门框，再重新加上一套人工门和门框。人工心脏瓣膜，无论生物瓣还是机械瓣，都由人工瓣环和人工瓣膜两部分组成。

人工瓣手术又好比把原先的锅盖扔了，在原先的一口大锅里面套上一口稍微小一点的锅。从外向内，依次是原先大锅的边缘，小锅的边缘，最里面是小锅的锅盖。

大锅已经废弃不用，因此，所有的血液应该都盛在小锅里。但是，如果因为各种原因导致大锅和小锅之间缝合得不够密实，血液就会在大锅和小锅之间残留的缝隙中往返穿梭。这个残留的缝隙，叫作瓣周漏。在人工瓣膜置换术后的病人中，瓣周漏的发生率为 2% ~ 15%。

小的瓣周漏问题不大，大的瓣周漏需要再次手术。大的瓣周漏不但会导致血流动力学异常，而且因为血液通过瓣周漏缝隙时反复挤压，大量红细胞破碎，会导致贫血；更有甚者，破碎的红细胞释放出的血红蛋白过多，无法从肝脏代谢，转而从肾脏直接排泄掉，就会形成血红蛋白尿，小便颜色呈黄褐色，形同浓茶或者酱油；此外，瓣周漏病人患感染性心内膜炎的概率也会大大增加。

老嘎下午发现，小田老婆的贫血既不像免疫性溶血，也不像先天遗传性溶血，可能与人工机械二尖瓣相关。

大概因为舟车劳顿，小田老婆的瓣周漏病情加剧，出现了血红蛋白尿，这下确认是瓣周漏无疑了。

中成药也含西药成分

心里的一颗大石头妥妥落地，餐厅也到了，是陈菡预订的本邦菜。

每次跟陈菡一起吃饭都很舒服，她会体贴入微地把菜式预先点好，荤素搭配，咸甜互补，同时兼顾营养，有时候还会自带酒水，什么加拿大的冰酒、新疆的石榴酒、法国的葡萄酒，不一而足。

没想到，今天我们进入餐厅时，陈菡刚刚请服务员拿来菜单，让我一起帮着看。董晓凤看到两个孩子长这么大，高兴得不得了，先给他们拿了湖北特产红泥花生剥起来，也不知道讲了点什么，大的小的都乐不可支。

我坐到陈菡旁边，她今天头发有点凌乱，不复平常无懈可击的淑女形象。

“哎，葱油蚕豆怎么样？”我说。正值四月，蚕豆上市，来点时鲜货。

我俩嘀嘀咕咕点好菜下单，陈菡这才松口气：“我都急死了！今天最后一台手术差点下不来！”

我从餐桌转盘上抓了一把红泥花生，静候下文。陈菡在手术室，啥惊心动魄没见过，遇上什么幺蛾子居然让她乱了方寸？

其实也就是一例常见的脊柱手术，虽然病人是一位年届八十的老太太，但手术顺顺利利，可是最后缝皮时，血压不升反降。

术中低血压是大忌。手术结束，如果血压还升不上来，首先怀疑出血。但台上外科医生反复检查，没发现出血灶。陈菡轮番用上各种升压药，血压非但没有起色，还有继续往下掉的趋势。主刀医生戴着帽子和口罩，唯一露出来的眼睛朝麻醉师射来凌厉的目光。陈菡的脑门儿上冒出一层细密的汗珠。

术中顽固性低血压，那可是要死人的！

她屏气凝神，告诉自己一定要镇定，重新翻看病历。病史叙述者是病人在上海工作的儿子，说妈妈高血压三十多年，一直控制得不错，在老家吃的是一种中药复方降压片，来上海配药不方便，降压片正好在入院前吃完了，所以，具体药名他也不清楚。不过，老太太没吃药血压也还可以，病房医生就没再给开降压药。

“还好我脑子转得快！”幸亏陈菡阅尽千帆。

多年高血压，复方降压片，停药之后血压没有反弹……几组词语轮番在她脑海里排列组合，陈菡灵光一闪，果断调来去甲肾上腺素，总算把老太太从鬼门关拉了回来。

很多老年高血压病人忌讳服药，青睐中药或者中成药。殊不知，一些中成药中也含有西药成分。譬如，某些冠以“保心康”“降压灵”之类的中成药中都含有西药利血平。

利血平是吲哚类生物碱，造价低廉，降压效果温和持久，以前被作为主要成分用于复方降压片中。但是，手术时使用的麻醉药物大多具有舒张血管、抑制心肌收缩的作用，长期服用利血平者可能会在全麻术中出现顽固性低血压。这是因为利血平破坏了机体自身的血管调节应激能力。利血平引发的低血压纠正起来非常困难，即便术中勉强应对过去，术后还有可能因低血压造成脏器血液灌注不足，引发多器官衰竭。

利血平在国外已经被淘汰，在我国的应用也日趋减少。但依然有一些打着中药降压的幌子、采用利血平作为主要成分的所谓中成药混迹在降压药市场中。

对于这种顽固性低血压，如果不用去甲肾上腺素，麻醉师使用再多升压药也没用，严重时病人甚至会直接死在手术台上。

还好陈菡警觉，从“中药复方降压片”这几个字中发现了端倪。

陈菡跟我讲完还有些后怕，随即给监护室值班医生拨了电话，把这一番原委再次解释了一番。年龄大的人血管弹性原本就差，别让老太太手术很成功，却死在低血压上！

常在河边走，每天怕湿鞋。人与人不同，病与病不同，不同的人得不同的病，差异千变万化。每一个细节的旁边，可能都等候着手执镰刀的死神，就看医生够不够仔细，能不能想到，愿不愿发现。

互联网越来越发达，远程求医问药蓬勃兴起。但在我们看来，计算机想彻底取代医生恐怕没那么简单。有些病，必须医生亲眼看过病人，用眼睛、用大脑像篦子篦头发那样梳理过，才能发现线索。

那边又爆出一阵欢笑，我跟陈菡转过头去，想看个究竟。

服务员开始上菜。

只见老嘎往服务员手上一指：“想杀人还不容易？用碗里的这玩意儿就行！”

Happy 和小嘎使劲往前凑，差点撞倒服务员：“蚕豆也能杀人？”

“对呀！”老嘎笑眯眯的，“你们打游戏不是有豌豆射手？其实蚕豆才是杀手！”

原来他们还在谈杀人于无形的方法。蚕豆杀人的确可以算一个方法，不过得靠因缘际会。

蚕豆病是一种遗传性急性溶血性疾病。这类病人体内的葡萄糖-6-磷酸脱氢酶存在缺陷，遇到蚕豆中的蚕豆嘧啶、多巴胺等物质之后，可引发红细胞快速溶解、破裂。若病情太重、抢救太晚，会因为吃了蚕豆而一命呜呼。这种方法只要时间、地点、人物和情节衔接得天衣无缝，警察也是没法破案的。

“设计《植物大战僵尸》的人肯定不是医生！”小嘎一本正经地总结道。

我说：“别闹了，大家开始吃吧。”

两个孩子意犹未尽：“说来说去，你们还是没有惩治渣男的更好的方法。”

“谁说的？”董晓凤尝了一勺葱油蚕豆后说道，“每个人的身上都有一个地方，摁一下，搞不好人就给摁死了。”

“董阿姨，你果然厉害！”Happy 由衷地赞美道。

“死穴在哪里？”两个孩子围在董晓凤身边不肯入座。我们也被弄得丈二和尚摸不着头脑，死穴？董医生改行写武侠小说了？

只见晓凤笑眯眯地说：“这个死穴啊，也是生穴，有些心脏病病人，需要按压这个穴位，才能抢救过来。喏，这里。”董晓凤指了指自己的脖子。

我恍然大悟。

董晓凤说的是颈动脉窦，发生阵发性室上性心动过速时，如果身边缺医少药，按压颈动脉窦能使一部分人终止此病发作。

阵发性室上性心动过速也是一种较为常见的心律失常。发作时心跳加快，每分钟可超过二百次，有心悸、出汗、呼吸困难的症状。其原因是心脏电路部队的军长、师长们造反，每个人都颐指气使，小兵们谁都不敢得罪，谁的命令都执行，忙忙碌碌，熙熙攘攘，乱成一锅粥，作战力大大下降。如果阵发性室上性心动过速病情严重、发作频繁，就要采取药物控制，或者行射频消融术，将军长或师长打压下去。

若没有明显器质性心脏病变，病情偶尔发作，每次发作不超过几分钟，就不用特殊治疗。但是发作的时候，病人还是挺难受的。这时候，可以教病人采用刺激迷走神经的方法终止阵发性室上性心动过速。

位于脖子两侧的颈动脉窦，是颈总动脉末端和颈内动脉起始处的膨大部分，其管壁的外膜下有丰富的感觉神经末梢，末梢膨大与血压调节功能有关。阵发性室上性心动过速发作时，轮流按压左侧或者右侧颈动脉窦，能刺激迷走神经，终止心动过速。但如果按压过度，或者双侧同时按压，会引起血压等生命体征明显波动，乃至大脑缺血。操作不慎者能导致病人死亡。

除了按压颈部两侧的颈动脉窦之外，用筷子或者压舌板刺激张大嘴巴后露出的悬雍垂（俗称小舌头），深吸气后屏气，再用力呼气，以及压迫眼球法，都有终止阵发性室上性心动过速的效果，其原理都是刺激人体的迷走神经。

不过，这些操作各有技巧，应该由医生实施，或者在医生的指导下进行，尤其是颈动脉窦按压。否则可能弄巧成拙，反而让人送命。总而言之，所有的治疗方法都是双刃剑，既能救人，也能杀人。

Happy 和小嘎你看看我，我看看你，Happy 问："脖子这么长，颈动脉窦在哪里呢？"

"先吃饭！"我故意拖长声音，"葛叔叔刚才讲的蚕豆病病人身体里面缺少哪一种酶呀？"

Happy 和小嘎继续你看看我，我看看你，Happy 说："什么葡萄……6……那么长，记不住！"

"这都记不住！"老刘这次充分领会了我的意图，"你们以为医生那么好当，要学习很多东西的！连葡萄糖-6-磷酸脱氢酶都记不住，还想惩治坏人！"

两个熊孩子暂时消停，伸筷子夹菜。

我们以茶当酒，追忆当年。

董晓凤慢慢站起来，先给老刘敬了一杯："还好你的早搏全好了，否则蕾蕾非怪死我不可！"

然后，她煞有介事地也敬我一杯："没有你鼎力相助，我的实验完成不了！"

陈菡不乐意了："哟，我没功劳呀？你的小白鼠都拿什么麻醉的？"

董晓凤笑了，慢慢绕到陈菡旁边："全靠你的乙醚棉球！"

做动物实验，麻醉是先锋。那些动物，没谁会乖乖配合。小白鼠更是机灵活泛，得把它们放倒。前期准备中，董晓凤查了一些文献，均建议通过小白鼠尾静脉输入麻醉药。但是，小白鼠实在太小了，尾静脉太难扎。

当时，董晓凤求陈菡来扎针。扎针是麻醉科的强项，最牛掰的护士也扎不进去的时候，得叫麻醉科医生来镇场子，他们除了手法之外，还有一套特别的家伙。

陈菡迤迤然瞄了一眼："这一笼子小白鼠，扎到什么时候去？"纤手一挥，丢给董晓凤两个小药瓶。瓶子里装满了乙醚棉球。

乙醚是全身麻醉药。我们做小白鼠实验时，先把它绑在操作板上，小白鼠哪肯就范，奋力挣扎。这时候，打开装着乙醚棉球的小瓶子，把瓶口在它粉红色的小鼻子上晃上两晃，小白鼠立马歪头昏睡。麻醉效果立竿见影，且方便快捷，无毒无害，环保卫生。用乙醚棉球麻醉小白鼠，后来变成我们做实验的不二法门。

乙醚十分容易挥发，晃完之后，要马上把小瓶子塞住。

也不能多晃。乙醚过量，小白鼠醒不过来也就翘辫子了。

小嘎两手握在胸前，崇拜地看着陈菡："妈，原来你这么厉害！能不能给我一点乙醚？"

"你妈也就是上班的时候威风，她那些药都不能带出手术室的。"麻醉药品有严格的管理制度，每个病人的用量必须记录在案。实验室的麻醉剂用量亦是如此。否则被居心叵测的人利用，还不天下大乱！老嘎来给太太解围。

据说山东男人最大男子主义，但橘生淮南为橘，生于淮北则为枳。经过黄浦江水的洗涮，老嘎变得比上海男人还暖心体贴。去年春节，他们一家三口开车回青岛，陈菡走了一天很是疲倦，看着一桌海鲜丝毫提不起胃口。老嘎遂亲自下厨，为老婆烧得一小锅泡饭，同时切开咸鸭蛋一枚。

陈菡立马食指大动，胃口大开。

小嘎的爷爷奶奶、姑姑姑父对神奇的上海泡饭产生了浓厚的兴趣：是啥比虾爬子还美味？排着队每人执勺去厨房舀了一口泡饭。呸！不就是开水泡米粒吗？上海人原来爱吃这个！

从此，上海泡饭在小嘎家里传为"美谈"。

老嘎的暖男形象由此可见一斑。

这不，老嘎总结发言：“小嘎妈，你今天累了，早点儿回去休息，你们不是明天一起去看彭涛吗？反正你们几个还要再见面。”

我正在董晓凤耳边简单说几句小田老婆的事。晓凤重情义，说跟我一起去医院看看。

耳边听到老嘎的话，我来回扫了几眼晓凤。

她是专程来上海看彭涛的吗？那干吗拉上别人呢？

跨越大半个中国，带你来看病

到急诊的时候八点多，小田老婆已经做完了所有检查。

医院急诊是最能反映人间百态的地方。夜晚的急诊大厅灯火通明，前来就诊的病人、陪同的家属、看护照顾的护工阿姨，人头攒动。在人群中穿梭的护士、奔跑着的医生、门口从救护车上搬运病人的急救人员，人声鼎沸。急诊无论怎么扩展，地方永远都不够用。抢救室和补液室永远人满为患。

我跟董晓凤转了一圈，找到了小田。我跟心外科总值班医生讨论了一下小田老婆的病情，董晓凤也提了两个问题。总而言之，病情很明确，是二尖瓣瓣周漏，漏得挺严重，但找到了原因就好办，只要重新缝扎好就行。

小田手里拿着一叠单据去办入院手续。董晓凤说陪他一起去，办完手续再去医学院路的超市买点生活用品，省得小田再去旅馆拿，有些东西他们也不一定带了。小田很感动，嘟着嘴想说什么却没说出来，跟着董晓凤一前一后走了。

我带小田老婆先去病房。小田老婆瘦得身上没什么肉，两只眼睛大大的，如果没生病应该不难看。到了心外科病房，她怯怯地无所适从。

同病房的病友有的已经睡下。我想了想，带小田老婆坐到医生办公室。值班医生和护士都很熟，招呼了一声，他们各自去忙了。

为了活跃气氛，我讲了讲我们认识小田的过程。小田老婆终于有了笑脸。

过了一会儿，她仿佛鼓足了勇气："程医生，我心脏再开刀，会不会死？"

"怎么会呢？瓣周漏修补的病人很多的，要是开一个死一个，医院哪还能开得下去？"我开玩笑。

她叹了口气："我要是死了就好了。"

我被这话吓了一大跳："小田穿越了大半个中国带你来看病，怎么也不能让你死呀！"

"姐，"小田老婆抬起头来看着我，眼中噙着泪水，"我生病生怕了，更怕拖累小田。不瞒你说，我自己想过寻死，就是找不到办法。"

原来，小田老婆这十年来几乎一直在看病。两个人好不容易结了婚，安顿下来，过了三四年，她怎么都怀不上孩子。去省城的医院看了，诊断为多囊卵巢综合征，说生孩子的希望微乎其微。这对她的打击太大了，她本来想给小田生两个孩子，三个也行。听了妇产科医生的话，她依然不死心，四处求医，中药西药不知道吃了多少。结果，还是没能怀上一男半女。

有一次去看不孕门诊，做心电图的时候，发现是心房颤动。紧接着，就像晴天霹雳，查出风湿性心脏病。她从一开始就不愿开刀，让小田别把钱全花了。"如果不是小田坚持，我都想跟他离了，让他重新找一个。找个没病的，能生孩子的。"她一边说一边抽噎。

"你觉得小田会离开你吗？"

"他不会。他说实在生不出就抱一个。"

"抱养一个也不是不行。"小田真是个有担当的爷们儿。

"那哪儿成？不是他的呀！我跟他说：'你再去找一个，咱俩可以做情人。'"

我原本很伤感，听了这话被逗乐了："你主意倒挺大。"

"我真是这么想的，他要是有孩子，我就远远地看着，要是身体好了，给他孩子当干妈，一块儿照顾。”

小田老婆说了一会儿话，情绪稍微好了点：“姐，我心脏开完刀后，一直没力气，什么事情也不能干，查来查去找不到原因，折腾了几年，真的想寻死。”她看了我一眼：“我看病的时候听人家说，有个护士自杀，自己给自己的静脉里打氯化钾。这个氯化钾是不是很毒？说打了针不到两分钟人就死了。”

“静脉打氯化钾是会死，但你上哪儿搞氯化钾？”我说，“就算你弄到氯化钾，也不会自己给自己打静脉针呀！”

说完长嘘一口气。这算怎么回事嘛，医生历来救死扶伤，今天倒好，一直在讲如何杀人和自杀！

血液里除了水和红细胞、白细胞、血小板之外，还含有不同浓度的电解质，譬如钠离子、钾离子、镁离子等等。这些离子的浓度必须维持在一个固定范围内，偏高或者偏低都会引发疾病，称为电解质紊乱。静脉输注氯化钾，血钾浓度增高，会直接导致心跳明显变慢甚至停跳。

“别瞎想了，相信我，开完刀贫血就会好，保证你能好好地给小田当老婆，至于情人那更不在话下。”我能感受到她跟小田之间的情意，心里变得很软很软。

小田和董晓凤拎着脸盆、毛巾来到病房的时候，我忍不住又仔细看了小田一眼。咦，他满脸笑意。我有些纳闷，刚才还一脸愁容，忽然这么开心，路上捡到钱啦？

安顿好小田老婆，我要送董晓凤回宾馆。她不肯，说人到中年，睡觉没有以前好了，反正回去也睡不着：“咱俩再聊聊？”

我点点头。

晓凤回头看了看病房，说：“我们遇上有情有义的男人了。我刚才反复跟小田说，瓣周漏在中山医院是常规手术，一个星期，你老婆就能活蹦乱跳地跟你回齐齐哈尔。要不也别急着回去，索性在这里把多囊卵巢看一下，没准儿也有办法。他很相信我们，说上海太好了，什么问题到了上海都能解决，还说我俩是老天爷的安排，听我们的保准没错。”

我心生慨叹：“这人啊，不停地跑来跑去，今天遇到你，明天撞上他。可是，经历了很多事情之后会发现，在无序当中还真存在着有序。没有人是随随便便出现在你生命里的，就跟小说里的伏笔一样。”

“嗯，我们都是小田的伏笔。”董晓凤慢慢地走下台阶，“小田逗得很，知道他老婆问题不大了。他说：‘姐，我有个疑问憋在心里好久了。’我说：‘啥疑问呢？’他话没说出嘴，自己先笑弯了腰。”

“他问了啥？”

“他说：‘姐，你们医生开大刀的时候，不是一站好几个小时吗？人可以忍着不吃饭不喝水，但总要尿尿，但在手术台上都消毒的，那尿憋不住怎么办？是不是有护士拿着夜壶……女医生就算了，要是男医生……’”

“你怎么回答的？”

“我说，当然啊，手术室的护士分成几种，一种是器械护士，也叫洗手护士，跟医生一起在台上做手术；一种叫巡回护士，在手术室进行各种检查，准备手术材料和药品；还有一种就是接尿护士，专门拿着尿盆给医生接尿。手术室的护士需要高度的责任心和敏锐的观察力，必须眼明手快，护士要经过挑选，特别优秀的才能去手术室工作。尤其是接尿护士，除了考查业务，还要长得好看……”

没等晓凤说完，我彻底笑倒。她兴致一来就喜欢胡说八道。刚跟彭涛好上的时候，陈菡有些担忧地跟我嘀咕，这两人的性格相差太远，不晓得她最后能不能嫁给那个苏州人。

没想到一语成谶。

离奇从医定律：管啥病就得啥病

出了医院大门，晓凤朝清真路张望了一下："蕾蕾，清真路路口不知道现在还有没有柴爿馄饨了？"

"有！你还吃得下吗？"

柴爿馄饨是上海街头的流动馄饨摊。据说最早可追溯到清末时期，小摊贩在深夜支起馄饨摊，用木柴烧火，打着竹板叫卖，所以称为"柴爿馄饨"。"爿"的本意即"木柴"。现在不烧木柴了，但名字没变。一般晚上九十点以后，小摊贩才骑着黄鱼车出来，一头是煤气罐，一头是货物架，简易操作台上放着调料、馄饨皮、菜肉馅、碗和调羹，旁边围着三两张简易塑料桌子和板凳。

价廉物美的柴爿馄饨是我们那时候打牙祭的美味。鲜美的汤底里有葱花、紫菜、开洋（小虾干）和切成细丝的蛋皮，撒上一点白胡椒粉，两口下去，回味无穷，所有味蕾止不住颤抖。啥卫生状况差、食材质量没保证，统统丢到九霄云外。

正对着医院一号门清真路路口的柴爿馄饨摊也算老字号了。那时候，清真路路口的柴爿馄饨摊上，尽是我们医院结伴而去的年轻医生和护士，不乏手牵手的情侣。那些身影中，有过我和老刘，也有过董晓凤和彭涛。

大概是时间还早，馄饨摊还没顾客。我跟董晓凤拣靠近路灯的位置坐下，点了一碗小馄饨。正好一位卖白兰花的老太太挎着竹篮经过。我买了两小束，跟晓凤别在领口。

鲜肉小馄饨沸水一滚就好。老板娘问："香菜要不要？芹菜要不要？"

我们异口同声："都要！多加点！"然后相视一笑。

小馄饨端上来，铺了一层翠绿细密的香菜末和芹菜末。食物的香气和白兰花的香气相互纠缠，扶摇直上。

"还跟从前一样吧？"我把小馄饨推到面前。

"嗯。"董晓凤舀了一口汤，放在嘴边吹。

"晓凤，明天要我跟陈菡陪你去看彭涛吗？"

董晓凤答非所问："彭涛只要香菜末，他不吃芹菜。"

过了一会儿，她才说道："是陈菡跟我说彭涛生病了。"

我不动声色，歪头嗅白兰花。

彭涛这次体检查出肺结节，两个，在左侧肺门。

我们当医生的有不少奇怪的定律。最离奇的一条就是干哪行，最后就栽在哪种疾病上。不乏搞了一辈子肺结节的呼吸科专家，死于肺癌；扛了一辈子大腿的骨科医生，摊上了骨关节炎；对高脂血症研究颇深的前辈，脑部血管粥样硬化、中风。所以，彭涛生病也没人大惊小怪。大家逐渐老了，各种毛病都冒出来了。

彭涛下周做手术。肺结节这玩意儿轻重可说不准，又在肺门，他的造化得看病理结果。外科跟麻醉科那是一家亲、鱼水情。陈菡的消息比我灵通。但我没想到她会通知晓凤。不过，以我对陈菡的了解，她这么做太正常了，琐细周全，事必躬亲，是处女座的特点。

我跟陈菡都是处女座。我对家里的清洁卫生一贯采取铁血统治，家里老的小的出去逢人就抱怨，说我们家搞得跟手术室一样，放眼望去一片白茫茫，冰箱里不许有隔夜菜，做完功课看完书，桌子上必须清理得空空如也。老刘和 Happy 周末去奶奶家，吃完饭，奶奶是这么挽留的："再坐会儿！吃点瓜子，剥点花生！回去了，你妈肯定不让你吃带壳的东西！"但是，跟陈菡相比，我是小巫见大巫。

现在 Happy 放学回家经常说起这个女同学跟那个女同学一言不合就开撕。我觉得太不可理喻了。我们念书的时候，女生个个温文尔雅，宿舍永远和风细雨，几百年也不会吵架。唯一的一次，是陈菡和董晓凤。

陈菡只要回宿舍就要换睡裤，说去过病房了，裤子上有病菌。睡个二十分钟的午觉，洗脸、刷牙一样都不能落下。

而董晓凤是她的对立面。晓凤同学对生活随遇而安，而且爱惜各种乱七八糟的物件儿，各种盒子、罐子、瓶子一概舍不得抛弃。床上更是琳琅满目，除了专业书、小说、杂志，偶尔还能翻出一袋鱼皮花生。

医院宿舍楼套用军事化管理模式，定期检查卫生并进行评比，嘉奖优秀，通报脏乱差。又到了检查卫生的日子，陈菡穿着睡裤看着她的下铺——董晓凤医生的床铺——实在忍无可忍，等来等去，晓凤也没回来，眼瞅着就要检查到我们楼层了，陈菡一不做，二不休，把董晓凤的床和桌子一通整理。

陈菡的断舍离神功果然了得，那次检查下来，她们宿舍的量化分高居榜首。

但董晓凤回到宿舍不干了。因为陈菡把她的东西整理得太整齐了，她好多心爱的东西再也找不见了！

陈菡很生气，说："你那些破盒子破罐子留着干啥？"董晓凤怎么肯承认她积攒的各种月饼小盒子是破烂呢？俩人那段时间闹得很不开心，每个人都跑来找我评理。

从理智角度来讲，我当然赞同陈菡；但是呢，董晓凤的各种瓶瓶罐罐也没碍别人事，完全可以藏起来，不用扔到垃圾桶嘛。

再说，就算晓凤的桌子上乱七八糟，但是人多仗义呀。那个夏天，据说有个变态晚上偷偷溜进宿舍楼偷看女生洗澡，搞得我们每天晚上进水房的时候都心惊胆战，还不是晓凤挺身而出？她在屋里搜了一圈，找了两把勺子，搬个板凳坐在楼道口，一边读英语一边站岗，遇到不太熟悉的男生经过，她一手一把勺子腾地站起来，一米七的个子，气场非凡。

她俩的风波持续长达两个月，然后又和好如初。董晓凤跟彭涛谈朋友的时候，晓凤跟陈菡走得比跟我还近。我也没辙，谁让陈菡精致呢。她那些个洗脸抹脸的东西，别说从前，就现在我也没理清头绪，先得洗面奶洗脸，然后爽肤水，然后精华露，然后眼霜，然后面霜，然后防晒霜，然后……

如果不是彭涛，打死董晓凤也不会跟陈菡虚心请教。

但是，爱情的力量是超乎一切的，那阵子董晓凤变得跟陈菡差不多，每天身上都香喷喷的。还买了两只锅，宿舍一楼有间公共厨房，有煤气，以便单身汉们放假时偶然来了兴致下个厨。

有一次，董晓凤撺掇我下班别回家，跟他们一起去公共厨房做饭。我架不住诱惑，抛弃了老刘，尾随董晓凤、彭涛和陈菡去了宿舍楼。

陈菡是当仁不让的大主管，安排晓凤择菜，彭涛洗菜，我切菜，她掌勺。

董晓凤拿起一把芹菜，抡起两根筷子，照着芹菜打起来。

我们看呆了："晓凤，你在干吗？"

"打芹菜叶子呀。"董晓凤继续咬牙切齿地用力，"难道你们吃芹菜是连叶子一起吃的吗？"

瞬间，我们四个人分成两派，我表示跟晓凤一样，在我们老家，炒芹菜的时候，要把叶子去干净，空心菜也是如此；陈菡跟彭涛立场统一，说叶子富含维生素ABCDEFG，乃蔬菜之精华也，怎么能去叶留秆，简直是买椟还珠嘛。

我们嬉笑吵闹了一会儿，最后"去叶派"以两票胜出，"留叶派"只有一票，因为彭涛临阵弃权。我们以为他是为了董晓凤，后来才发现他真的不吃芹菜，无论秆子还是叶子。

我跟董晓凤相视一笑。分开了这么多年，再见面也一点都不生分，是因为我们有着那么多共同的过去，随便点一下，全部泛滥出来。

“你说我们多有缘分，中国这么多人，我们几个从五湖四海跑到上海来，住在一幢楼里。”董晓凤感慨道。

“嗯嗯。”

“那时候跟彭涛一起，很开心的。”董晓凤继续说道。

我看了她一眼：“你俩当时究竟为啥分手的？”

董晓凤顾左右而言他：“眼睛一眨，十几年过去了。”

我见她不说，也不想勉强：“要不明天你自己去胸外科跟彭涛叙叙旧，我跟陈菡就别凑热闹了。”

董晓凤摇头：“我是决定来上海之后才知道他生病的。既然来了，大家一起说说话。”

我纳闷了：“那你这次为啥来上海？”

小馄饨没那么烫了，董晓凤吃了一个：“我是来看病的。确切地说，我是来复查的。”

战胜自己等于战胜死神

前年清明节那天，董晓凤与死神擦肩而过。

他们一家三口扫墓回来，在离家两条马路的地方，遭遇严重车祸。

当时到了十字路口，晓凤老公看到没有往来车辆，就脚踩油门加速前进。忽然间，从旁边蹿过来一辆自行车，对着他们的车径直冲过来。晓凤老公猛打方向盘，却避让不及，自行车飞了起来，晓凤家的车则一头撞到路边的消防栓上。冲击力太大，车子彻底报废。

灾难在一瞬间发生。

晓凤和她老公当场昏迷。万幸的是，孩子没事。这个9岁的男孩，对眼前发生的一切根本无法理解，很平静地给奶奶打了电话，说爸爸开车被撞了，爸爸妈妈都不说话了。

救护车赶来的时候，晓凤老公醒了，他伤势还不算严重。

醒过来的晓凤老公看到坐在副驾驶位置上的董晓凤浑身上下都在冒血的惨样，差点再次昏厥。董晓凤的样子没有一点生气，汩汩的鲜血从车上一直流淌到马路上。围观的路人指指点点："这个女人肯定活不了了。"

120 救护车把晓凤送到他们自己医院。先在急诊检查，除了外伤，胸腹部 CT 还提示腰椎粉碎性骨折，她被收入骨科病房。直至第二天早晨，董晓凤才醒来，无法动弹，浑身无力，却又痛到牙齿把嘴唇咬出血。进一步检查时，发现骨盆也是粉碎性骨折，像小核桃被核桃夹子夹过一样。

“哎，小核桃你还记得吗？”说到这儿，董晓凤居然还有心思联想。

她跟彭涛浓情蜜意的时候，彭涛从家带来一大袋小核桃，嚼起来特别香，但壳很难剥。彭涛用小铜夹子认真夹着核桃壳。董晓凤朝我使个眼色，我不明就里，却见她抓起核桃往门口地上一放，然后猛地关门，利用杠杆原理把小核桃压碎，看得我跟彭涛目瞪口呆。

车祸后第二天，董晓凤的手术从上午做到黄昏，身上打了七八根钢钉和钢板。

“那些玩意儿还没完全取出来，我乘飞机过安检的时候，一个劲儿猛叫。”董晓凤居然笑得出来，我听得头皮发麻。

做完手术，要一动不动地静卧两个月。因为伤势太重，手术效果无法评估，要两个月之后才能见分晓。或许能重新站起来，或许，从此永远躺在床上。大便靠开塞露，来例假的时候，整个屁股过敏，比骨折还难受，用药也无法缓解。躺在床上的日子特别慢，一秒钟，一秒钟……度日如年。“打那以后，不管用什么牌子的卫生巾都过敏。”董晓凤苦笑，“只能用棉纱。”

两个月下来，这个一米七的大个子便瘦得皮包骨头，只剩下 100 斤。复查结果终于让她看到一丝曙光，手术很成功，从理论上来说，能够重新站起来。

因为太长时间没有主动运动，两条腿的肌肉萎缩得非常厉害。尽管家人一直给她做按摩，但是，刚刚站起来的时候，两只脚像用钉子钉在地板上，丝毫抬不起来。

她像雕塑一样，看着自己的腿和脚不能动，却死活不肯躺下。

功能锻炼持续了六个月，总算能自己缓缓走路了。

病假结束后，她不愿意再休息。同事们照顾她，不给她排门诊班，因为她既不能长时间站立，也不能长时间坐着。在病房稍微自由一点，累了能躺在办公室或者值班房的沙发上休息一会儿。

“总体来说，恢复得不错。两年时间能恢复成现在这个样子，已经是不幸中的万幸了。”董晓凤轻描淡写地说，“复查时间又到了，陈菡建议我来这儿查。我也想见你们，就来了。”

“你出这么大事，怎么没跟我说？”我有点失落。陈菡也瞒着不告诉我，太不够意思了。

“嘿嘿，争风吃醋了。”董晓凤笑道，“是我关照陈菡别跟你说的。我从一开始谁都不想告诉，是因为那时候不想活了，想来想去没有好办法，只好咨询陈菡。”

我很好奇：“陈菡教你怎么自杀了吗？”

“她冷酷地拒绝了我。她说看过很多粉碎性骨折的人，有些能恢复得跟以前一样，让我别灰心。”

我想象得出董晓凤这两年是怎么咬牙挺过来的，但是只要人活着，就有康复的可能，就有重生的希望。有的人糊里糊涂丢了性命，连选择的权利都没有。

酒精＋抗生素＝自杀

撞董晓凤家车的人，连人带自行车被抛出去再坠落，当场死亡。

肇事者出事那天因为感冒吃了头孢。晚上朋友请客小聚，他没喝几杯，脸就红通通的，觉得不舒服。跟朋友打了招呼，提前告退。朋友一开始要送他回家，他不让，说家很近，骑车就十分钟的路程，不就是个感冒嘛，早点儿回去睡一觉就行。

骑到一半路程，惨剧横生。

因为伤亡惨重，法医介入。事故原因很快水落石出，他死于双硫仑样反应。

双硫仑其实是一种戒酒药。我们知道人体代谢有赖于各种化学反应。双硫仑在人体内可与酒精相互作用，使得体内酒精及其代谢产物的分解过程明显减慢，从而提高酒精及其代谢产物的浓度。

人喝酒之后，肝脏能分解酒精。有的人代谢能力强，酒量就大；有的人代谢能力差，酒量就小。但无论酒量大小，喝进去的酒都能被分解殆尽。

但是，如果酒精跟某些种类的抗生素，譬如头孢菌素类抗生素或硝基咪唑类抗菌药物等同时进入人体，则会发生双硫仑样反应：酒精浓度居高不下，导致面部潮红、头晕头痛、眼睛发红、视力模糊、胸闷心悸、烦躁不安，严重者还会胡言乱语、精神错乱。

双硫仑样反应发生在饮酒后数分钟至数小时内。

值得注意的是，除了白酒、红酒、黄酒，含有酒精的饮料，或使用含酒精的药物制剂，以及采用酒精擦浴及消毒皮肤，都有可能跟头孢类抗生素等药物相互作用，引发双硫仑样反应。

双硫仑样反应的严重程度与饮酒量、人体摄入药物和酒精之间的间隔时间相关。那位肇事者喝的酒并不多，但他恰巧在骑车回家的路上症状发作，头晕目眩，无法控制自己的肢体活动，最终酿成惨剧。

“我也想过这种方法。譬如牙疼先要点甲硝唑，然后让家人带点酒水，让我借酒消愁，一起吞下。但最后我打消了这个念头。陈菡反复给我打电话开导，终于让我意识到这场车祸后自己还能活下来是多么幸运的事。”董晓凤悠悠地继续说道。

我行我素、雷厉风行的董晓凤遭受这么大的变故，我很心疼：“生活自理没问题吧？”

“没啥后遗症。就是不敢快走，怕摔跤，我现在可摔不起。原本在武汉复查也可以，但陈菡那么说了，我前后折腾了一年，好不容易能自由走动了，出来也是为了散散心。正好碰到彭涛这档子事。他也是的，搞了这么多年肺癌研究，阴沟里翻船。”

董晓凤一口气讲完，歇了歇：“我现在算是想明白了，人啊，就得活在当下，想做什么，千万别犹豫。别老以为明天怎么样，以后怎么样。有些事，不是人的力量能控制的。”

她又停了一下：“彭涛的结节大概情况不好。我不是咒他，也许我这次不来上海，这辈子我们就再也不能见面了。”

“你俩当时到底为啥吵翻的？”尽管董晓凤刚才对这个问题置之不理，但我还是控制不住自己的好奇心。当年他们分手分得天崩地裂，晓凤待在宿舍号啕大哭好几天，后来绝口不提，我们也都小心翼翼地绕开这件事。现在过了十多年，他们各自结婚成家，往事俱成云烟，说出来应该没关系了吧。

“我们……我们当时其实没啥，还是性格不合吧。”董晓凤眯起眼睛，“你也知道，彭涛很仔细的，他的脾气跟陈菡更合拍。”

我一时无语：“彭涛……跟陈菡……”

董晓凤扑哧笑出声来：“你想歪啦！没陈菡什么事。要说原因，还是年轻的时候不懂怎么去爱。我们最后分手大吵，是为了孩子的姓氏。”

我更加语无伦次：“原来你们那时候有了小孩子！”

董晓凤无奈地摇摇头。她胳膊长，越过餐桌，又细又白的小手拍拍我的脸：“你这个单纯的姑娘也学坏了，想到哪里去了！”

董晓凤是敢爱敢恨的主儿，那时候一颗心全部吊在彭涛身上。上海女孩子两大特点，“嗲”和“作”。这两个字很难用书面语言形容，大致“嗲”是娇媚和撒娇，“作”是任性和骄纵。董晓凤前者没学会，偏把上海小女人的“作”全套照搬。反正彭涛得百依百顺，她平时作作也就算了，有一天莫名其妙说为了考验彭涛，以后有了孩子，得跟她姓董。彭涛似乎觉得不妥，但架不住她的腻歪，息事宁人地说“好好好”。

他俩都是真心真意，我们觉得过不了多久就能吃他们的喜酒。然而世事难料。那年夏天，彭涛的父母有事来上海。原本没打算跟未来的儿媳妇见面——因为苏州的规矩大得很，第一次和长辈见面很正式。但既然来了，就一起吃了顿饭。董晓凤丝毫没有准备，嬉皮笑脸，本色演出了一场。彭涛的妈妈见儿子找了这么一个马大哈，心里不是很满意。然后，彭涛的脑子也是进水了，说到底还是学医的孩子书念得太多，比较呆，居然鬼使神差地跟他妈提了一句以后生了孩子跟董晓凤姓。

彭涛妈妈当场没摆脸色，饭局结束后把儿子拉到一边：“这个湖北姑娘哪里好？毛毛糙糙的，干家务肯定不行。孩子跟爸爸姓天经地义，这还没结婚，就提出这么无礼的要求，要是真的成家了，还不骑到你头上拉屎撒尿！”

彭涛也是初恋，直率得跟竹筒一样，根本不晓得在女朋友和老妈之间两面三刀起承转合，一看老妈真的动气了，回到医院实打实跟董晓凤说：“我妈不乐意孩子跟你姓，怎么着也得跟我姓彭。”董晓凤哪肯让步：“你不是说爱我爱到无与伦比吗？怎么你妈一句话你就把前面讲的全部推翻了呀？不行，你得依我！”

“就为这事掰了？”我觉得不可思议。

“呵呵，这就是导火索，点燃了就控制不住了，最后爆炸了。”

时间是最好的解药

“晓凤，你有没有看过一则搞笑八卦，说夫妻俩买了两注彩票，回家躺在床上，为了万一中了大奖究竟是先买房子还是车子大打出手？”

“去你的！”董晓凤笑骂完，神情有一丝落寞，“初恋都是单纯的，当时觉得义愤填膺，现在想想，那时候实在太可笑了。”

“那现在你儿子有没有跟你姓？”我继续逗她。

“嗨，跟谁姓有啥关系？还不是我生的。其实，我们中国人的姓氏从出现到现在也就四五千年，再往后还能延续多久谁也不知道，姓氏这玩意儿的作用也就是个标签。”

我对董晓凤的话十分赞同。我说：“既然这样，我们明天就一起陪你去看望彭涛，你到底还是念旧。”

董晓凤头一昂：“也不完全是念旧。陈菡和老嘎说，彭涛看到 CT 片子，人有点垮了。我是现身说法的最好例子。”这倒也是，千万别高估男人的心理承受能力，他们往往比女人更脆弱。时间这玩意儿，最适合相对论。开心愉悦的日子总是过得很快，痛苦愁闷的时候度日如年，彭涛肯定无法接受这个事实。生病的人都是脆弱的，亲友的安慰和支持也有温度和力度。我们是始于念书时候的情谊，一般朋友无法比拟。

“那你干吗不自己去看？非拉上我跟陈菡？”我不假思索地问道。

董晓凤沉默了一小会儿：“这么长时间，我想象不出我们再次见面会是什么样子。”这倒是，毕竟是曾经深爱的两个人，而且发生了这样的事情。

“如果他挨不过这次，我想我会哭的。也不知道怎么搞的，跟他吵架的气话都忘了，只记得他的好，他很仔细、很体贴。”董晓凤的语气淡淡的，“我搞心脏研究的，他生病我没好办法，但怎么熬过得病之后的时间，我还是有心得的。就是无论如何想尽一切办法让他坚持。”

的确如此，很多人并不是被疾病打倒的，而是在治疗的过程中丧失信心，遗憾地于半途溃不成军。积极良好的心态，疗效绝不亚于手术和药物。关爱是一剂良方，帮助病人树立信心。穿越黑暗之后，总能见到光明。即便最后治疗失败，也能让病人客观诚实地坦然面对。疾病固然可怕，但心中的恐惧更难战胜。

“蕾蕾，人与人之间没有无缘无故的相遇，我希望能帮到他。或许，我是他生命中的一个伏笔。”

“不是或许，是肯定，而且是最浓墨重彩的那一笔。”我说，“明天去看彭涛，要不要带点啥？”

“你别操心了，陈菡和老嘎准备好了。”

“那看完彭涛，一起去徐家汇吃饭？”我说。徐家汇既往就是上海的地标，现在更加今非昔比，有很多时髦的店家，“你不是一直喜欢那些说不出名堂的小玩意儿？让陈菡埋单，补偿她给你扔掉的那些瓶瓶罐罐。”

“嗯，也行。不过我现在只远观不亵玩。”

董晓凤成功康复，重新走在阳光下的那一刻，觉得自己宛若新生。她走走停停，贪婪地呼吸着户外新鲜的空气，觉得只要能这样自由地走动，其他所有的都可以放弃。当然，除了家人。

日子重新走上正轨，以前抱怨的平淡生活，变成了每天早上睁开眼睛后内心强烈的渴求，就这样上班、下班、洗衣、做饭，是多么美丽的岁月静好。

但是事故还是留下了阴影，尽管恢复得不错，但是她再也不敢没轻没重地快走、奔跑，“万一摔一跤，我的骨盆大概再也凑不到一块儿了”。

时间是最好的药方，她的心情随着病痛的消除逐渐变得明亮。原本豁达的她现在看得更加通透：人活一世，最终一切都将从指缝中溜走，而且是不知道什么时候就会溜走。所以，最重要的是有没有跟喜欢的人在一起，做自己热爱的事情，“没什么可勉强的”。

“我现在跟陈菡学，家里的东西可有可无的直接扔掉。其实，人的生活有必需品就行了，多出来的只会占据空间。”

我情不自禁鼓掌叫好，到底还是陈菡更厉害。

这场事故像一场涅槃，让董晓凤改变了生活和思维方式，也让她对从事的职业进行了重新思考：“以前看病的时候就病论病，没想过去考虑病人的内心感受，时间长了，变得麻木，习惯成自然，自然成当然。但现在，我特别能体会重症病人的求生不能、求死不得。虽然体力没有以前好，但我现在工作的效率和质量更高，更容易跟病人和家属沟通。病房里特别难缠的病人，他们都让我去谈话。不是吹的，我现在根本不会遇到医疗纠纷。”

然后，她调皮地眨了眨眼睛：“不相信，明天走着瞧。”

“相信，相信！我现在上班也是话越来越多。对人情世故的体会，确实需要时间的积累，年轻的时候哪懂这些。”我说，“就算小灾小病，身体不舒服总归难受，我们多说几句，就算做不到位，病人也容易理解，人心都是肉长的。”

十点多了，路上的车辆变少了。瘦小的老板娘拧响油腻腻的小音箱，音乐声轻轻的。路灯很亮，照着梧桐树新长出来的嫩叶——新鲜的绿色那么好看。晚风拂来，把柴爿馄饨摊的油烟气味带去远方。

说着说着，董晓凤已把一碗小馄饨吃完了。

又来了好几个人，柴爿馄饨摊热闹起来，两张简易桌子坐满了。

炉火加大，红通通地烧着，沸腾的锅里冒出白色的水汽。老板娘下馄饨，老板在做鱿鱼铁板烧。“刺啦”一声，洋葱和鱿鱼的香味四处飘溢。一对情侣拿牙签站着互相喂食。男孩女孩都很清秀，年轻的脸庞充满盈盈笑意。这熟悉的场景，跟从前一样。不管发生什么，时光都像滔滔江水，不知所终地顺流而去。流过山高月小，流过惊涛拍岸，最终汇到广袤平静的大海里。

我跟董晓凤手挽手，踩着小音箱放的一支老歌离开。

我们第一次听到这首歌的时候，还非常非常年轻：

春天的花开秋天的风，
以及冬天的落阳。
忧郁的青春年少的我，
曾经无知地这么想。
风车在四季轮回的歌里，
它天天地流转。
风花雪月的诗句里，
我在年年地成长。
流水它带走光阴的故事，
改变了一个人。
就在那多愁善感而初次等待的青春……

第三章 | CHAPTER THREE |

是医生，也是女人

急性心梗最佳抢救时机：起病 2 个小时内

我一边心想邵秀云的救护车怎么还没到，一边焦头烂额地应付眼前的病人。

她是一位 38 岁的女子，疲惫焦虑。旁边陪着一男一女。

“医生，我右眼忽然看不见了，已经三天了！医生，您要救救我！”

“噢。”我随口答应了一声，心想她大概是眼睛要做手术，心脏又有问题，需要做术前心功能评估。 很多病人在接受手术之前，来心内科进行常规心血管风险评估。我问：“您心脏怎么不舒服？”

“我心脏从来没有不舒服。”她回答。

“心脏从来没有不舒服？”我不由得看了她一眼。

“心脏查了没问题！”旁边的家属抢着回答，“这是检查单！”

这下，我找不着北了。这么年轻的女性，心电图和心脏超声全部正常，又没有不适症状，那来看啥？我说：“我是看心脏的，眼睛的问题我不会看，您把这个专家号退掉，重新去挂眼科的号吧。”

没想到，听了这句话，他们情绪陡然激动起来：“医生，您怎么可以这样讲话？！我们已经折腾三天了！您再不给我们看，眼睛就彻底没希望了！”

我摇摇头，十分无语，不过我还是再次翻看了她之前的病史资料，上面的诊断是“右眼视网膜中央动脉栓塞”，印象中我记得这应该是眼科急诊疾病。我说：“报告写得很明确，但这究竟是什么原因引起的、应该怎么治疗，我真的不清楚。你们赶紧走吧，过了四点半就停止挂号了！”

三个人更加焦躁不安：“我们看过眼科的，就是眼科医生让来你们医院的！”

“眼睛看不见了找心内科？”我简直无法想象。

还是那个男家属稍微镇定一些：“医生，我们真的走投无路了，我妹妹还不到 40 岁，要是眼睛瞎了，这后半辈子可怎么办？她……”

我尽量心平气和地解释：“我是看心脏的专科医生，治疗视网膜中央动脉栓塞，我没经验。”说完，我在他们的挂号发票上盖上处方章，这样就可以去退号了。不是说眼病跟心血管绝对没有关系，譬如长期高血压就可能引起眼底动脉硬化，但这位女病人没有高血压，也没有高血脂、高血糖，因为心脏原因引发视力下降的可能性基本不存在。

没想到男家属使劲摇头：“不是的，不是的！医生，您听我说！”

就在这时，救护车终于抵达我们急诊。我说：“邵姐，你们终于到了！什么？高架桥上堵车？嗨，先别管了，赶紧挂心内科！挂好了去找台面的罗欣医生，我中午就跟她关照过了！对对对，马上手术！”

邵秀云是我做住院医生时结识的朋友，那时她在我们医院进修。下午刚上班的时候，她给我打电话，说她家老黄吃完午饭突发剧烈胸痛，脸色发白，大汗淋漓，就近送去了医院，心电图 ST 段显著上抬，血清肌钙蛋白也明显升高，是急性心肌梗死！

我当下发急：“必须急诊做造影！”

邵秀云在电话那端停顿了一下。

我对她家情况心知肚明，对着电话吼：“救人要紧！邵姐，再怎么样，他也是岚岚的爸爸！”

心电图是心血管病变的首选诊断方法，别看它只是一些弯弯曲曲的线条，在医生的眼里，这些线条包含的信息层次丰富、跌宕起伏，能帮助医生迅速发现疾病的线索。

人体由无穷多个细胞组成。心肌细胞跟其他细胞一样，是由细胞膜、细胞核以及细胞质内的细胞器组成的。当细胞受损时，细胞内的物质释放出来进入血液。不同种类的细胞，其内容物也各不相同。因此，通过检测血液中某种特别的成分，能帮助诊断疾病。

人体的肌肉分为三种，分别是骨骼肌、平滑肌和心肌。所有的肌肉细胞中都含有肌钙蛋白，而心肌肌钙蛋白仅存在于心肌细胞中。如果血液循环中的心肌肌钙蛋白含量升高，那就提示可能发生了心肌病变。血清心肌肌钙蛋白 T 和肌钙蛋白 I 是当前诊断急性心肌梗死最具敏感性和特异性的生化指标。尤其是超敏检测方法的问世，使得急性心肌梗死能够在第一时间得以确诊。

急性心肌梗死是冠心病最凶险的表现形式之一。冠心病是指为心肌本身供应血液的冠状动脉血管狭窄、闭塞或者痉挛，造成的后果就是心肌得不到充分的血液灌溉，缺血、缺氧，引起心肌损伤，严重者心肌会不可逆性坏死。

由于心肌组织的再生能力极弱，心肌细胞坏死之后，几乎无法再长出新的心肌细胞。大约一个月以后，梗死部位才能形成纤维组织疤痕，但已经丧失了原有的收缩能力，导致心功能下降。

所以，一旦发生急性心肌梗死，必须尽一切可能在最短的时间内疏通血管，让奄奄一息的缺血细胞重新获得血液滋养。如果在冠状动脉闭塞半个小时内，血液重新得到灌溉，缺血区域只有少数心肌细胞会坏死；如果血流阻断 3 个小时，超过一半的心肌细胞会坏死；而血流阻断 6 个小时后，心肌细胞的坏死率可达 70% ~ 80%。

也就是说，从冠状动脉血管发生急性闭塞到心肌节段从里到外统统坏死，整个过程大约 6 个小时。所以，采取措施疏通血管的治疗效果存在时间依赖性，越早治疗，效果越好。如果能在发病 2 个小时内恢复冠状动脉血流，就可以挽救大量心肌。但起病 6 个小时之后，就只能抢救有限的心外膜下心肌。

我听出邵秀云口气中的犹豫，想起她这些年来的不顺，心中不禁唏嘘。但是，救命总是放在第一位的。为了最大限度地控制时间，我不由分说地命令："赶紧叫救护车，送到我们医院来！"

邵秀云在浙江嘉善，救护车从那里过来，顺利的话一个小时都不用。

这会儿，救护车已到急诊室，我心中的石头总算落了地，挂了电话，有些歉意地转向那个男家属："为什么眼科医生让你们来看心脏？"

因地制宜，基层医院也能药物溶栓

“我去做了自体脂肪填充，”女病人指了指自己的眼眶，“然后，右眼忽然看不见了。”她说得有些麻木，估计这三天来病史已经重复叙述了无数遍。

我心生恻隐：“我真的不看眼睛。这样吧，我帮您问问眼科的同事。”

眼科的同事听我讲完，连说没戏，还说这是这个星期他碰到的第二例病人了。

人随着年龄增长，皮肤逐渐老化下垂。自体脂肪填充是当前挺热门的一种美容技术，就是将大腿等部位的自体脂肪提取出来，经过净化处理，再注射到脸部需要填充的部位，改善皮肤的弹性和丰盈感。由于是自身脂肪组织移植，手术效果非常自然。做完手术，天庭饱满了，法令纹消失了，苹果肌也出现了。不少女性趋之若鹜。

但是，很多人并不知道，即便是自体脂肪移植填充也有并发症和后遗症。如果脂肪的用量过多或者注射过于集中，造成脂肪堆积在一起，会因供血不足导致脂肪坏死、溶解、吸收，极易引发感染，出现脂肪纤维化或钙化。

花钱去美容，反而变丑陋，这还是小事。更可怕的是，如果在填充脂肪的过程中误伤血管，就有可能导致血栓形成。更有甚者，由于脂肪填充需要采用加压操作，增大的局部压力有可能把脂肪注入血管，形成脂肪栓子栓塞血管。

颜面部的解剖结构复杂，血管极其丰富，面部动脉常常与眼部动脉甚至颅内动脉具有交通支，在压力的作用下，脂肪栓子很容易在血管内跑错地方，酿成大祸。同样，如今很多女性热衷的玻尿酸注射微整形也会导致同样的悲剧。除眼部以外，如果栓子进入颅内的血管，甚至会导致脑梗死。

“因为做美容造成眼部动脉和静脉栓塞引起失明的，不是一个两个了！你这个病人很可能是视网膜中央动脉脂肪栓塞，已经三天时间，华佗在世也回天无力啊！”眼科同事十分痛惜，“女人真是愚蠢得很！”

我只好对病人如实相告：“您的情况，可能比较困难。”

他们不死心，那个男家属终于在一叠缴费单中翻出一张纸，小心翼翼地递给我，反面潦草地写着：“找心内科用尿激酶。”

看着这几个字，我恍然大悟的同时啼笑皆非。

怪不得眼睛看不见了，他们来看心内科呢！

溶栓治疗是针对急性心肌梗死的另一种有效措施。也就是采用尿激酶、链激酶等药物，通过静脉输液进入人体，溶解已经形成的血栓，疏通冠状动脉血管。跟急诊冠状动脉造影一样，强调的是尽快治疗，越早治疗效果越好。发病后12个小时内，采用药物溶栓可以紧急开通梗死的相关动脉；如果发病超过12个小时，但尚在发病24个小时以内，并且仍有胸痛症状，也可以采用溶栓治疗。

药物溶栓在大部分基层医院都能实施。一旦发生急性心肌梗死，如果当地医院不具备立即进行冠状动脉造影、植入支架的条件，可以先做药物溶栓，为病人赢得宝贵的拖延时间，然后再尽快转诊到有条件的医疗机构进行冠脉造影，与干等着做手术相比，先进行药物溶栓能挽救更多的心肌细胞。

溶栓治疗在临床上的应用较为普遍，并不限于心内科。但是，针对不同的疾病，用药方法存在差异。即便是心肌梗死跟急性肺栓塞也不尽相同，这个眼底中央动脉的溶栓怎么做最合适，我心里没底。根据我的了解，溶栓药物只对既往有“三高”

病史导致的血栓性视网膜中央动脉栓塞起效，这位病人是脂肪栓子栓塞在血管里，还真想不出什么溶栓药可以把脂肪溶解掉！还有，视网膜细胞的缺血存活期只有数小时，现在溶栓还能产生多大效果？

我叹了口气："对不起，我真的无能为力，要不，您还是去眼科看一下。"

他们你看看我，我看看你。女病人还没哭呢，女家属先放声号啕："这可怎么办？你这个傻妹妹啊！男人要走，让他走就是了！把钱和孩子留下来，日子不一样过吗？脑子进水了去做什么整容！这下好了，眼睛废掉了！"

他们哭哭啼啼地离开，我的心里也不好受。

心脏两处狭窄，为啥放三个支架

就在这时，罗欣打来了电话。

“小罗，今天麻烦你了，我那个熟人进心导管室了吗？”邵秀云的性格我知道，怕她拿不定主意。

“程老师，您那位熟人要求做可降解支架。”罗欣的语气有些无奈。

“啊？”邵秀云真是糊涂！我指挥小罗，“把电话给她，我来跟她讲。”

“蕾蕾，你们医院不是有可降解支架吗？能不能给……给老黄做那种支架呢？”

“不行的，邵姐，可降解支架还没有正式使用，前面一项临床试验刚刚结束，后面的还没开始，今天肯定用不了。”我连珠炮似的跟邵秀云说，“老黄必须马上、尽快做手术通血管，先把最关键的问题解决了。我会再跟您慢慢解释的，现在您就听我的吧！”

邵秀云答应了。

冠心病依据血管狭窄程度不同，需要采取不同的治疗方法。如果冠状动脉粥样硬化斑块不是很严重，血管狭窄也不严重，一般建议服药控制病情进展；如果血管狭窄超过 70%，则需要进行球囊扩张、斑块旋磨、血栓抽吸，并植入冠状动脉支架；如果血管严重狭窄的范围很长，或者用微创心导管方法很难疏通，或者病变位置不适宜植入支架，就要开胸做搭桥手术，也就是攫取自体下肢浅静脉或者胸壁的血管，绕开病变的冠脉血管，把两端血管连接吻合。其原理跟南水北调差不多，将干涸的河道彻底搁置一边，重新开辟途径引入活水。

目前冠状动脉支架植入术的应用相当普遍，就是手术时将类似螺旋弹簧状的人工支架安置在冠状动脉病变处，经球囊扩张释放或自膨胀方式支撑住血管壁，维持冠状动脉管腔的开放状态。

冠状动脉支架有很多种类型，这些支架都含有金属成分，俗称金属支架。病变的血管经疏通后，丧失了原本具有的弹性，同时破损的内皮暴露在血液中，很容易形成血栓，植入人工支架不但能起到支撑管腔的作用，支架内膜上覆盖的药物还可有效阻止血小板聚集，预防血栓和斑块再次形成。

金属支架的疗效较为肯定，但一旦选择置入支架，就要做好带一辈子的准备。很多人对植入金属支架有顾虑，心脏都是肉长的，嵌入金属异物，心理上不舒服；另外，狭窄的血管植入支架之后，将近十分之一的病人会再次发生冠脉狭窄，需要再次进行介入手术。在狭窄的支架内再植入支架并不罕见。然而，正常成人的冠状动脉起始段的直径最大也就 5 毫米，在已经狭窄并且放置支架的血管内支架套支架，难度可想而知。

可降解支架是当前正在研发的一种新型高科技产品。可降解支架不含金属成分，替代以特殊的高分子聚乳酸材料，植入人体后会逐步降解代谢。大约两年后，当人体自身的冠状动脉经过重塑恢复成形，人工支架就完成了历史使命，潇洒地事了拂衣去，深藏功与名。

从原理而言，可降解支架是未来冠状动脉介入治疗的发展方向。

不过，这种新型支架当前还处于探索阶段，并非尽善尽美。聚乳酸材质的支撑强度、分解时间以及支架内血栓形成等并发症情况，都需要时间加以验证。尽管可降解支架的研发和临床应用取得了可喜的进展，但当前的共识还是建议病变较为简单的冠心病病人植入聚乳酸可降解支架；如果病变范围广泛，那么，选择传统的金属支架更加合适一些。

老黄需要紧急疏通血管，可降解支架尚未正式进入临床，所以，今天肯定用不了。

刚松一口气，我又想起一件事：“岚岚来了没？”

邵秀云的声音低沉下去：“她不肯来……”

“唉，这孩子……”邵秀云现在方寸大乱，我不能继续这个话题，“邵姐，您别担心，手术请了我同学方大力。我这里还有病人，一结束就去心导管室找您。”

紧赶慢赶，终于收了工。我跑到心导管室的时候，老黄已经做完手术被推出心导管室，我迎面碰上罗欣和方大力。

方大力穿着短袖手术衣，高大、雄伟、魁梧、粗壮。罗欣皮肤白皙，娇小玲珑，脖子上挂着听诊器。每次看到他俩，我心里都忍不住发笑。

罗欣是方大力的研究生，今年刚毕业，但却不是方大力自己挑选的。那次研究生复试，方大力因为要参加多中心可降解支架的课题研讨会，拜托我们几个千万帮他挑选一个好学生。

学生面试完毕，我们几个“心怀鬼胎”地把罗欣推荐给了他。

罗欣在那一批学生中十分出众。首先，初试成绩名列前茅；其次，英语六级和托福都接近满分。对于超过研究生录取分数线的学生，导师其实主要看两方面：一方面是英语好不好。英语好，阅读文献不吃力，写 SCI 论文会省力很多。另一方面就是看学生踏不踏实、肯不肯吃苦。科学研究不是请客吃饭，加班加点、熬夜通宵司空见惯。

罗欣的英语没话说，回答问题思路清晰，一看就是做事稳扎稳打的姑娘。但是，大家手里都有动物实验，心里都琢磨着招收男学生。那些猪猪狗狗得在手术台上搬上搬下，小女孩力气毕竟不行。

我们机智地交换了几个回合眼神，然后轮番远程游说方大力：“大力啊，我们把最好的让给你了！什么？不要女生？哎哟喂，你可想想清楚，她托福考了118，满分120！一来报到就能写SCI！”方大力被我们几个轮番轰炸，寡不敌众，半推半就地从了，成为罗欣的导师。

天地良心，我们没有欺骗方大力。罗欣就读期间，一直拿一等奖学金。小姑娘不但会念书，而且情商超高，做事卖力又有分寸，大家都喜欢得不得了。只是每次到了做动物实验的时间，别的小组都是学生搬猪、搬狗，老师做实验；方大力小组呢，得老师哼哧哼哧搬猪！

可怜的方大力，屋漏偏逢连夜雨，他的研究方向正是可降解冠脉支架，要先把猪做成冠状动脉狭窄模型，然后植入聚乳酸支架。为了观察长期疗效，他的猪得豢养三年之久。为了方便省力，他特意预订了小香猪。小香猪成年之后也就二三十斤，很多人也当作宠物来养。可是，丧尽天良的动物供应商欺骗了我们纯朴的方大力！他的猪养了不到一年，就直逼二百斤大关！等到罗欣研究生毕业的时候，每次做实验，都是方大力使出吃奶的劲抱起猪，娇小的罗欣伸出双手奋力托举，师徒二人齐心协力吆喝着号子，才能把猪弄上手术台，见者无不哄堂大笑！

只要提起这件事，方大力就抱怨不止。我们则理直气壮：“罗欣除了搬不动猪，剩下的全都是优点啊！你看跟她一届的，哪个比她更出色？”所以，中午我把老黄的事情交给她，心里一百个放心。瞧，这么快就完事了！

我靠近前去，方大力正在解释病情呢。

心肌由左、右冠状动脉提供血液。左冠状动脉从主动脉根部发出之后，很快分为左前降支和左旋支。左冠状动脉前降支、左旋支和右冠状动脉三足鼎立，灌溉心肌。如果这三根血管都发生狭窄，就是我们耳熟能详的“三支病变”。

老黄的前降支中段和右冠状动脉起始段狭窄超过90%，方大力进行了妥善的处理，一共植入三根支架。

“为什么两个地方狭窄，要放三根支架？”老黄看上去气色已经恢复。

“因为前降支的病变范围比较长，而支架长度有限，一根支架不够，所以放了两根。”方大力解释道。

“噢。”老黄接着问道，“前降支远端心肌桥，收缩期压迫约 50%……心肌桥是什么？”

“心肌桥就是一部分血管长到心脏的肉里面去了。”方大力回答。

“血管难道不应该在肉里面吗？”老黄听不明白。

方大力那厮一看到我就撤：“程医生会跟您解释的，我后面还有一台急诊呢！”

人体各个脏器都有血管，血管无论大小，肯定穿插在组织之内，不过，冠状动脉独树一帜，匍匐在心脏的表面。

造物主非常神奇，冠状动脉三支血管行走于心外膜下，表面没有心肌覆盖，渐行渐远，不断发出垂直深入心肌的分叉，分叉又不断发出分叉，形成丰富的毛细血管网。如果冠脉血管夹在心肌中，那么当心脏收缩时，血管就会受到压迫，妨碍血液运行。

然而，有些人的某一小段冠状动脉会跑到心肌里面去。在这种情况下，覆盖在冠脉血管上的一束心肌纤维即称为“心肌桥”。心肌收缩时，心肌桥会挤压这一小段血管，可能引起远端血供减少，进而导致心肌缺血。

心肌桥相当常见，大约 10 人中就有 1 人存在心肌桥。冠状动脉 CT 和经心导管冠状动脉造影术能够诊断心肌桥。

“那我的心肌桥做手术了吗？”老黄似懂非懂。

“心肌桥不用做手术。”这也是一个常见的问题。

大部分人的心肌桥范围都比较局限，也就是一小段血管迷失了方向。通过调整药物、生活方式和情绪，心肌桥导致的症状是能够得到控制的。心肌桥引起的心肌梗死并不多见。

“都这么大岁数了，怎么会有心肌桥？”邵秀云跟着提问。

我扭头看了看她。

邵秀云比我大 6 岁，年届半百，身材保持得不错，跟十几年前来我们医院进修的时候没啥区别，就是头发白了一些，脸色不太好。

要解释心肌桥这码事，从心脏的胚胎发育讲起更容易理解。

大家都知道，心脏是一个容纳和推动血液流动的空腔器官。

不过，在卵子和精子金风玉露一相逢，胚胎的心血管系统刚开始发育的时候，可不是一下子就长得这么规则。大致而言，在正常胚胎发育的第一个月，心脏的冠状动脉循环形成之前，胚胎心肌组织由心肌细胞和充斥其中的大小血窦组成，呈疏松的海绵状结构。海绵状的心肌组织里的血液四通八达。

在胚胎发育 5 ~ 6 周时，心室肌从外向内逐渐致密增厚，其中的血窦隐窝压缩成相互沟通的毛细血管，形成冠状动脉微循环系统，分别与最外面的冠状动脉吻合连接。也就是说，心脏一开始差不多是蓬松实心的一团东西，然后逐渐演变为密致、光滑、规整的空心结构。

事实上，不是所有的动物心脏都拥有完整的冠状动脉血管系统。两栖类，譬如蜥蜴，它们的心脏就没有冠状动脉，而是跟发育到一半的人类胚胎心脏差不多，心肌组织疏松呈蜂窝状，依靠其中大小不等的血窦空隙进行血液循环。

由于不学医的人对心血管的发育过程知之甚少，乍一听闻都难以置信。老黄也不例外，吃惊地张大了嘴巴。我看到邵秀云也露出惊愕的神情，心里暗暗叹了一口气。

很多事情，得知其然，然后知其所以然。从心脏胚胎的发育过程去观察，有两种看上去很复杂的心脏病就很容易理解了。

一种是心肌桥。因为心肌原本是一团发面（而且是加了很多奶酪的发面，当中存在很多空隙），然后再压缩成形，在这个过程中，难免开个小差出点小纰漏，把表面的冠状动脉包进去一点点，形成心肌桥。

另一种是相对罕见的心肌致密化不全。这种疾病多数有遗传背景，往往因心力衰竭、心律失常、血栓形成和栓塞前来就诊。心脏超声是首选的诊断方法，他们的心室肌肉一部分呈疏松的不规则网状结构，受累的心肌运动能力明显减弱。

心肌致密化不全的原因就是胚胎时期的心肌致密化的过程出现了障碍，一部分心肌没有压缩密实。

心肌致密化不全是一类新病种，1995 年世界卫生组织及国际心脏病学会将其归类为未定型心肌病，2006 年美国心脏病协会才将其归类为原发性心肌病中的遗传性心肌病之一。

老黄和邵秀云听了都啧啧称奇。

我又看了邵秀云一眼。医学时刻在更新，邵秀云落伍了。想当年我跟崔莉可是跟着她学了不少临床经验。那时候，我刚晋升为主治医生，崔莉比我还年轻两岁。现在，崔莉可是从温州引进到上海的优秀人才！

把老黄送回病房，聊了几句，我起身告辞。邵秀云也跟着站了起来。老黄央求地看着邵秀云，邵秀云视而不见。老黄只好把目光转向我，我明白邵秀云不想跟他独处：“老黄，您今天折腾了一天，好好休息。”现在，我院 95% 以上的冠状动脉支架术都是从手腕桡动脉插管操作，手术完毕，病人行动自如，没人陪护也没事。走到电梯厅，我拨通了岚岚的手机。

“蕾蕾阿姨，谢谢您帮忙。不过，我不想去医院。我晚上再见妈妈吧。”岚岚在同济大学念大三。

我煞费苦心地还想努力，电梯门迎面打开，崔莉赶到了。

邵秀云默不作声地跟着崔莉又去病房看了一下老黄。

君子近庖厨，家和万事兴

出了医院，我们一起上车。崔莉一边发动车，一边笑道："邵姐还没去过我家呢，正巧小孟从温州上来了，现成的大厨！"

要说崔莉老公小孟的厨艺，那可是一绝。

崔莉调来上海也就三年时间，她跟小孟都是土生土长的温州人。Happy 上小学一年级的那个暑假，架不住崔莉数次诚恳邀约，我跟邵秀云两家人杀去温州吃大户。

第一顿饭，给我们留下了终生难忘的印象。

崔莉家的小区建筑风格新颖，是联排别墅。每一排房子有四户人家，房前屋后都有小花园，夹在两条绿化带之间的道路十分宽敞。快到崔莉家时，我们被眼前的景象惊呆了。

两条绿化带之间，搭建起四顶洁白的临时帆布凉亭，凉亭之下，餐桌上摆满美味珍馐，围坐着男男女女老老少少，大家伙儿觥筹交错，有埋头猛吃的，有猜拳行令的，人头攒动，酒菜飘香。

我们一时摸不清这是啥套路，这时崔莉拉着大师傅过来了。

只见这位大师傅五短身材，浑身上下无处不圆。他光着膀子，胸前挂着一条黄褐色的皮围裙，手中抄着一把锅铲，咧嘴一笑，露出一口白牙：“程老师！邵医生！你们终于到了！快去屋里坐！我这就去炒菜。”

这就是小孟。

我们跟随崔莉进入她家，一楼堂屋开了一桌雅座。待我们坐下，小孟的拿手菜陆续端上来，我们吃到最后撑得肚满腰圆，摊在椅子上话都不想说了，小孟还托着一大碟包子进来：“咦，怎么不吃了？这个包子我自己做的，每人再尝一个！”

我跟邵秀云相视一笑，心思是一样的：看样子崔莉对她老公的爱好的介绍，远远不够透彻呀！

我们的祖国地大物博，每个地方都有独特之处。温州人，被称为中国的吉卜赛人，他们敢闯敢做，无论走到哪里，都是一道独特的风景线。记得我在老家芜湖念小学的时候，家里小街上来了一个补锅匠，普通话讲得很不地道，但手艺不错。我爸指着那个人，教育年幼的我：“你看，那是温州人。温州人不管有多大本事，都敢出去闯荡，这样的人，无论什么世道都不会过得很差！”

但真正让我对温州人有了感性认识的，是崔莉和小孟。

2003年过完春节不久，崔莉进修结束了。当天，我跟邵秀云在医院小餐厅点了几个菜，给崔莉送行。

菜都上齐了，崔莉姗姗来迟：“不好意思，我迟到了！哎，你们知道吗？美国和伊拉克开战了！”

“咋啦？电视里不是说了吗？”

崔莉居然挺兴奋：“我家小孟准备辞职！”

我跟邵秀云蒙了：这都哪儿跟哪儿呀？

邵秀云问：“小崔，你老公不是警察吗？干吗辞职？”

崔莉踌躇满志地拿起筷子：“我家小孟说，美国跟伊拉克打仗了，伊拉克人肯定停止生产了。有些东西能随便对付，但不管怎样，人总得穿鞋。所以，他准备辞职到伊拉克卖鞋去！”说完，她立即大快朵颐。

我跟邵秀云被她的话惊呆了。

要知道，那可是十多年前，那时候公务员是我们中国人民公认的铁饭碗！

邵秀云问：“真的假的？辞职可是大事！那地方战火连天，你舍得？他爸妈同意吗？你爸妈同意吗？”

崔莉听了邵秀云的话，觉得很奇怪：“他想好了呀！他去做生意，老人怎么会反对呢？”

我至今记得崔莉说出这句话的神情。对温州人来说，做生意天经地义。

崔莉回去之后，她家小孟真的说辞职就辞职，不过没去成伊拉克。先是开了一家物流小作坊，攒了一点钱之后又跟亲戚和同乡结伴去云南采矿。正巧遇到了好机会，资本再次积累，然后杀回温州老家开发房地产。

我们那次去的时候，他们已经身家千万。

邵秀云参观完崔莉家的房子，提醒崔莉，小孟变成了大富翁，可得看紧点！崔莉抿嘴直乐，说可能性不大，他没时间想别的！

小孟除了做生意赚钱，最大的乐趣就是烹饪！那一回，借着给我们接风的由头，小孟抓住机会好好发挥了一番。他租赁了酒店全套烹炸炒煮家伙，在小区搭建临时餐桌，将以前父母家居住的村庄上的乡里乡亲全部请了来——真正喜欢做饭的人，要的是宾馆主厨的感觉！他提前数天做了详细周到的准备，一大早就派办公室主任去渔船码头购买最早、最新鲜的海货；派秘书去农贸市场等候开门，选购最鲜嫩的蔬果；连副总都没逃开干系，开车二十公里去抢购了最好的牛肉！穿梭在餐桌间的姑娘、小伙笑容满面，别提多殷勤了，都是他公司的职员。我们真是大开眼界！

这一晃过去七八年，小孟的手艺肯定越发精进！

到了崔莉家的豪宅，小孟亲自掌勺的饕餮大餐果然非同凡响。

这几年，小孟的体重随着资产一起与日俱增，体形更加圆了。饭桌上，崔莉笑话他，买裤子腰围和裤长一个尺寸。

我提醒道："小孟每年体检吧？"

小孟不以为然："我没事！别看我胖，血脂很正常！"

"这倒是真的，"崔莉接着说，"不过，他最近一忙起来就牙痛，正好这几天在上海，得去好好看看。"

小孟觉得老婆大惊小怪："牙痛不是病，休息休息就好了，多大个事！"

邵秀云直到这时，才稍微露出一点笑容："这就不公平了，小孟居然血脂正常？我上个月居然查出来胆固醇偏高！"

崔莉笑着使唤小孟："我们好久没一起吃饭了，你去厨房帮妈收拾，我们说说体己话！"崔莉把婆婆也接来上海，照看孙子孟嘉宝。

小孟立马领旨。

邵秀云看着小孟，有感而发："崔莉，你的命太好了。"要知道，小孟几乎每一步投资都踏准了脚步，现在估计身家过亿！但回到家依然是老婆说一是一、说二是二！

小孟听了哈哈大笑："邵医生，您错啦！崔莉的命哪有我的好！"

更年期，血脂升高静悄悄

大厨就是大厨，小孟跑进跑出，端上饭后水果，又去厨房给我们沏泰顺云雾茶。

我压低声音问邵秀云："邵姐，您月经还正常吧？"

邵秀云苦笑："去年就没了！年龄大了，一堆问题冒出来，子宫肌瘤、甲状腺结节，血脂也莫名其妙升高！"

我安慰她："女性在绝经前后，血脂是会发生一点变化。"

人体的血脂，是血清中胆固醇、甘油三酯和类脂（如磷脂）的总称。与临床密切相关的主要是胆固醇和甘油三酯。

胆固醇不溶于水，必须与血液中一种特殊的、叫作载脂蛋白的蛋白质结合成脂蛋白，才能溶解于血液，再通过血液运输到脏器组织中。

所以，我们去医院检测的不是纯粹的胆固醇，而是脂蛋白。

脂蛋白分为乳糜微粒、极低密度脂蛋白、中间密度脂蛋白、低密度脂蛋白和高密度脂蛋白。此外，还有一种脂蛋白 a。总而言之，这些不同类型的脂蛋白的血清浓度都应该控制在正常值范围内，过高或者过低都不好。

不过，临床医生和病人最为关注的血脂指标还是总胆固醇浓度、总甘油三酯浓度以及低密度脂蛋白浓度。

医学研究已经证实，血清低密度脂蛋白浓度和总胆固醇浓度升高，会引发心脏、大脑等重要脏器的动脉发生粥样硬化，而动脉粥样硬化是冠心病和脑梗死等危重心脑血管病变的罪魁祸首。

血清甘油三酯浓度也不容小觑，甘油三酯轻度至中度升高时，冠心病的危险性就会增加；重度升高时，会伴发极其凶险的急性胰腺炎。

高脂血症的危害有目共睹。但在我国，血脂异常现象没有得到很好的控制，参照《中国成人血脂异常防治指南（2016 年修订版）》，我国每 20 名成人中就有 1 名患有高胆固醇血症，每 8 名成人中就有 1 名甘油三酯偏高。中国成人血脂异常总体患病率超过四成，比例十分惊人。在这些数量庞大的病人中，有相当一部分对自己的血脂异常毫不知情，或者即使知道也不以为然，不当回事。血脂异常的原因很多，不良的饮食习惯如高能量、高脂和高糖饮食、过度饮酒以及肥胖等会引起血脂升高；糖尿病、肾功能衰竭以及肝脏疾病等也会导致继发性血脂升高。

此外，大部分高脂血症是由于单一或多个基因突变所致，这些血脂异常患者具有明显的遗传倾向，也就是说，这些病人即便管住嘴、迈开腿，也需要服药控制血脂。

还需注意的是，血脂水平与年龄和性别密切相关。

血清总胆固醇水平常随年龄的增加而上升，但在 70 岁之后不再上升或有所下降，同年龄的中青年女性低于男性。但是，女性绝经之后，其总胆固醇水平反而往往高于同年龄男性。这是因为，在女性绝经前后性激素波动，雌激素水平逐渐降低。除了出现一系列以自主神经系统功能紊乱为主、伴有神经心理症状的不适之外，血脂也会升高，对心血管相关的保护作用随之削弱。所以说，育龄女性的高雌激素水平不但能控制血脂，而且能保护心血管系统，相较而言，中青年女性患冠心病、心肌梗死的危险性不到同龄男性的一半。

不过，对于绝经后的血脂变化也不用过于担忧。虽然绝经之后女性的血脂升高、冠心病等心脑血管发病率攀升，但在坚持健康饮食、规律运动、远离烟草和保持理想体重的基础上，坚持每年检测血脂水平，可以有效防治；而血脂升高者，需要在医生的指导下进行正规服药治疗，尽量预防心脑血管疾病的发生。

邵秀云听得茅塞顿开："搞了半天，血脂跟雌激素还有关系！"说完，她的情绪又低落下去："说到底，还是人老了，反正这辈子也就这么过去了。"

我跟崔莉心照不宣地互相看了一眼。

还是崔莉单刀直入："岚岚不肯去医院？"

邵秀云目光转向窗外，不再说话。

那次我们跟邵秀云一家去温州，岚岚小学刚毕业，明显跟爸爸更亲。但就在岚岚初二的时候，老黄有了外遇。那阵子闹得很厉害，老黄抛妻弃女，从家里搬了出去。他们结婚十五年，老黄做板材生意一直在外面跑，邵秀云又要上班，又要带岚岚，还要照顾双方老人，每天的家务事没完没了。

邵秀云一个人操持家里家外实在太辛苦，别说看文献写论文了，能把病人应付完交差就行。岚岚上初中之后，学业更加紧张，除了上课，还要辅导补习，邵秀云干脆跟医院申请调去做后勤管理。她做这个决定的时候，我们觉得很惋惜，但她已经拿了主意，说老黄生意做得不错，不差她这点奖金。临床一线累死累活不说，还容易出医疗纠纷。

可是，没过多长时间，老黄变成了陈世美。

这对邵秀云的打击太大了，简直是晴天霹雳。所有人都站在她这边，岚岚奶奶指着老黄鼻子跺脚大骂，岚岚哭得不认爸爸，可老黄就像喝了迷魂汤，一意孤行。

老黄跟外遇同居一年多，生意不顺。那个女人拿了一笔钱离开了老黄。老黄回家磕头认错，想破镜重圆，岚岚奶奶跟着一起求情，邵秀云却咽不下这口气。岚岚更是决绝，她坚决不认这个爸爸，来上海念大学的时候，我跟崔莉问起她爸爸，她故意梗着脖子回答，爸爸生病早死了。

今天老黄在厂里发病，乱了阵脚的岚岚奶奶跑去一把鼻涕一把眼泪地哀求，邵秀云才给我打了电话。老黄顺利做完手术，邵秀云不想待在病房陪他。

我觉得崔莉就是聪明，吃饭是由头，让邵秀云散散心才是真的。

邵秀云不肯开口，一时间气氛比较尴尬。

崔莉朝我使眼色，我马上打圆场："不去就不去，不差今天。"

邵秀云转过眼神："我这辈子真是过得糟糕透顶。还好岚岚考到上海，有你们帮忙照顾。"

我挺不好意思的："哪里！我都没做什么，比崔莉差远了！"

崔莉不以为然："我也没做什么，是岚岚在给嘉宝补课！"

听了这话，邵秀云往门口张望："岚岚怎么还没到？小崔、蕾蕾，岚岚也21岁了，要麻烦你们两位阿姨给她留意找个好男孩。"

崔莉不置可否："邵姐，岚岚这孩子有主见，您别太操心。"

邵秀云摇摇头："她大学都快毕业了也没谈过恋爱，还想继续念研究生。现在大城市好多剩女，我心里着急！"

"女人一旦当了妈，就别想轻松。小时候吃喝拉撒，大了培养念书，到了成年就是成家立业，永远操不完的心。"我深有感触。

"对呀，要不是为了孩子，我们在温州过得好好的，干吗跑到上海来？" 崔莉瞄了一眼厨房，大声说道。

"那是你有本事，我跟朋友们讲，他们都不相信，一个温州医生能调动到大上海，还能解决孩子的户口，真是神了！"邵秀云称赞不已，"有了上海户口，高考可就容易多了！小崔，你给嘉宝铺平了金光大道！"

小孟从厨房送茶出来，神采奕奕："就是，所以说我的命好嘛！我那些兄弟没有不羡慕的！"

说着话，门铃响了，岚岚来了。

“挂羊头卖狗肉”的心绞痛

小孟先问：“吃过晚饭没？还有剩下的海鲜面。”

岚岚因为家庭的原因，比同龄人更加懂事。她大大方方地说：“谢谢孟叔叔，那就麻烦来一碗，今天实验不顺利，耽误时间了。”

岚岚就着剩菜，大口吃面。

岚岚来上海上大学时，崔莉正好调动过来。知道邵秀云心里放心不下女儿，崔莉就安排岚岚给嘉宝补习物理和数学，补课是一方面，也能给岚岚改善伙食，经常走动也能帮忙照看。

我们避而不谈老黄。

邵秀云说：“小孟，你们又不差钱，这样两地分居会不会很辛苦？”崔莉带着儿子来到上海，小孟还留在温州，每隔一两周来上海一趟。他们计划以后在上海扎根，但公司还在运转，没办法说来就来。

“还行，还行。”小孟从口袋里掏出一包中华，看了看我们，又揣了回去，“慢慢来，我们蚂蚁搬家。”

我瞅着小孟颇具规模的啤酒肚：“小孟，还没戒烟哪？”

小孟讪笑："没办法，实在戒不掉。"

崔莉逮着机会使劲数落："他就这坏毛病！蕾蕾，你说怎么办？以前在家里还知道收敛，现在一个人天高皇帝远，天天吞云吐雾！"

我皱起眉头："小孟，你牙痛多长时间了？"

"不碍事！"小孟赶紧摆手。

"别大意了，有的人牙痛可能是心绞痛。"我猜测道。

崔莉不相信："不太可能，就是因为他胖，我每年都盯着他体检，除了血糖高一点，其他指标都正常；颈动脉超声是我自己帮他检查的，血流通畅；今年还让他做了冠状动脉 CT，也没有斑块！"

我摇头道："那也不能完全排除冠心病！"

冠状动脉粥样硬化、斑块形成是一个非常复杂的过程。高脂血症是重要的危险因素。打个比方，我们都知道水管里的水流发黄混浊，水管壁容易结垢。其实，即使水流干净清澈，水管里也可能沉积垃圾。这就是疾病的变化多端。临床上不乏体形消瘦，血压、血脂和血糖都正常的冠心病病人。

全身血管是互相贯通的水利网。观察最贴近体表的、位于颈部两侧的颈动脉，可以了解血管的大致情况。而冠状动脉 CT 是目前精准度仅次于冠状动脉造影的检测冠心病的方法。冠状动脉 CT 成像能直接观察冠脉血管的形态、有无斑块以及血管病变狭窄程度。

但是，冠状动脉 CT 和冠状动脉造影针对的是相对较粗的血管，还有一类心肌缺血性病变，叫作"心脏 X 综合征"，这两项检查都无法诊断。

心脏 X 综合征指的是冠状动脉微小血管功能障碍造成心肌缺血，也称为"微血管性心绞痛"。这类病人反复发作心绞痛，但冠状动脉造影或冠脉 CT 结果正常。根据统计，有心绞痛、怀疑冠心病的人群中，约三分之一是心脏 X 综合征。

"可是，孟叔叔是牙痛，不是心绞痛。"岚岚吃完面也加入讨论。

"牙痛也是心绞痛的一种表现形式。"我对她解说道，"心绞痛这个名词容易造成误解，很多人以为只是胸前区疼痛。”

心绞痛是冠状动脉供血不足、心肌急剧暂时性缺血与缺氧发作，引起胸痛或胸部不适的临床综合征。典型心绞痛的特点为前胸阵发性、压榨性疼痛，疼痛主要位于胸骨后部，可放射至心前区与左侧上臂，在劳累、情绪激动、饱食、受寒、阴雨天气时容易发生，每次发作持续 3 ~ 5 分钟，可能数日一次，也可能一日数次，休息或服用硝酸甘油、麝香保心丸等药物后症状会消失。多见于 40 岁以上的男性。

不过，除了典型心绞痛，还有一些心绞痛并非如此。

有些病人心肌缺血时，左侧胸前区不痛而是发闷，或者仅仅表现为压迫样不舒服。还有一些更加离谱，基本没胸部什么事儿，而是左边胳膊痛、莫名其妙出现咽喉部紧缩感或者下巴痛，甚至仅仅表现为牙痛。

心肌缺血、缺氧时，只能进行无氧代谢，某些产物如乳酸、丙酮酸等刺激心脏里的神经末梢，并传播到相同脊髓段的皮肤浅表神经，引起心脏周围脏器的各种不舒服。所以，心绞痛不一定发作在心脏位置，也不一定是“疼痛”，其临床表现风格多变，必须小心鉴别。

小孟是中年男性、较为肥胖、长期吸烟、血糖升高，当大老板思想压力大，这些都是冠心病的危险因素。因此，他在劳累之后发作的牙痛，我怀疑是心肌缺血引起的。

尽管冠状动脉造影是诊断冠心病的金标准，但这个金标准也只能让冠状动脉大血管病变现出原形，对于星罗棋布的微血管循环障碍，金标准就不一定灵了。

“那得怎么检查？”岚岚着急地问。

“先做个运动平板心电图吧。”

运动平板心电图是检测冠脉病变的无创手段。平时我们躺在床上很快完成的心电图检查，是常规静息心电图。尽管不少冠心病病人的冠状动脉血管已经发生狭窄病变，但平卧时心脏无须增大做功，已经变小的冠脉血流量仍可维持心肌灌注，所以检测结果正常。

运动平板心电图是一种负荷试验，在检查时，病人连接上心电图检测电极，然后在医务人员的指导下，在类似跑步机的装置上跑动，增加心脏负担。如果冠脉确实存在病变，通过这种方法能够诱发出心肌缺血。这种检查的优势在于能够在运动过程中动态观察心电图的变化。

对于冠脉微血管性病变，冠状动脉造影或者冠脉 CT 爱莫能助，但运动平板心电图能够明察秋毫。

除此之外，同位素心肌灌注显像也是重要的检测方法。所有活体细胞都有新陈代谢，静脉注射能被心肌细胞摄取而显影的放射性药物，就能使心肌细胞的活性显示出来，不同心肌部位聚集放射性药物的多少与该部位冠状动脉灌注的血流量呈正相关。因此，可以根据核素检查心肌局部放射性的多少来分析冠脉血流分布情况。同位素心肌灌注显像对诊断冠心病有重要价值，也能进行负荷激发试验，对怀疑心脏 X 综合征者具有独到的诊断价值。

医学讲究的是量体裁衣。即便同样的症状，对不同人采用的检查方法也不一样。很多人来医院做检查，追求高精尖，认为便宜的心电图“检查不出啥”。实际上，医生在给病人安排检查时，无不遵循从简到繁、从便宜到贵、从无创到有创的原则。每项检查都有其不可替代之处。高大上的冠状动脉造影对心脏 X 综合征无可奈何，价廉物美的运动平板心电图却行之有效。所谓“存在即合理”，然也。

小孟被我说得心里发毛：“如果真是心脏 X 综合征，那可咋办？”

心脏 X 综合征跟冠脉狭窄一样，会引起心绞痛症状，但后果比常规意义上的冠心病好很多。心脏 X 综合征无须手术治疗，通常采用硝酸酯类、钙离子拮抗剂以及 β 受体阻滞剂等药物减轻或缓解症状，一般不会发生心肌梗死。

“健康的生活方式对治疗心脏 X 综合征比药物还管用。”我告诫小孟，“必须把烟瘾戒掉！”吸烟、肥胖以及精神压力大都不利于心肌微循环障碍的缓解。

三观易碎，明白趁早

孟嘉宝刚升初三，个头儿已经明显超过了爸爸，小伙子很腼腆，一晚上基本默不作声，这会儿忍不住插嘴问崔莉："妈妈，你那么厉害，是从温州引进到上海的专家，这些你怎么不知道呢？"

我们都被嘉宝的话逗乐了。

现在医学分科很细，每个医生术业有专攻。崔莉是超声影像学高手，但对心血管内科就没有那么了解了。

几乎每家医院都设立超声科，超声诊断的原理是将超声波声束穿经人体各层组织时所构成的介面和组织内结构的反射回声，以光点排列的形式展现为层次丰富的图像。超声检查应用极广，遍及全身各个器官。

除了专科医院以及像我们复旦大学附属中山医院这样的单位，大部分医院的超声科医生都是多面手，不但会看肝、胆、胰、脾，也会看甲状腺、乳腺，同时还会做妇产科诊断。

在所有超声检查中，心脏超声检查相对特别一些，因为此项检查观察的不仅仅是脏器形态，还要进行血流动力学和运动功能分析。

很多超声医生来我们医院进修时，对心脏超声检查的学习都是浅尝辄止。毕竟，基层医院对心血管疾病的诊断要求并不高，能应付高血压、冠心病、肥厚型心肌病和常见的先天性心脏病检查，日子就能混下去。

但崔莉不同。她的特点就是做事认真。尽管老公的资产越积越多，崔莉却始终没有放松对自己的要求。十多年前她来进修时，白天忙碌不停，勤学苦练，不懂的地方用小本子记下来，晚上去医院的图书室查阅资料，实在搞不明白的，第二天再询问老师。我被她问得最多，又因为年龄差不多，我们的交情就这样开始了。

崔莉进修结束回去之后，很快成为业务骨干。江浙一带的医院设施都不错，也舍得下本钱投资医疗设备，不少医院购置了领先的超声诊断仪，崔莉他们医院还同时配备了经食管心脏超声探头。

心脏超声检查分为三种：第一种是常规经胸超声检查，隔着胸壁看心脏和大血管；第二种是经食管超声检查，这种检查需要用超声探头，探头形如胃镜，经过咽喉深入食管，从心脏后方进行观测，因为排除了空气、肥厚的胸壁和乳房等干扰，成像较经胸超声更为清晰，不但用于门诊和住院病人的进一步诊断，而且是心血管手术当中实时监测的利器；第三种是心腔内超声检查，这种检查往往由心内科介入医生进行操作，跟冠脉植入支架的步骤差不多，将纤细的导管插入心腔，导管顶端装有超声成像装置，对心脏结构进行毫无遮拦的监测。

由于经食管超声检查对医生的操作技术要求比较高，所以，尽管很多基层医院购买了经食管超声探头，但往往束之高阁，使用率很低。

六七年前，崔莉跟我联系，说要啃这块硬骨头。因为他们医院打算开展经心导管心内缺损封堵术，要求以经食管超声检查进行辅助。科里其他人都望而却步，觉得日常工作已经够忙了，不能再给自己添堵；再加上现在医患关系难处，超声检查只是在皮肤上划拉，出不了大事故，而施行经食管超声检查，就得往病人嘴里插管子，手术成功不成功得靠你指导，这个责任太大了，大伙儿都不太愿意担负。

事情总得有人做，主任找崔莉谈话，希望她上。

对于崔莉这样的综合性超声医生，学习常规经胸心脏超声就够吃力的，但她没有推三阻四。崔莉重新来我们科室回了一趟炉，回去之后一边摸索一边操作。超声科只要不值班，上下班都能准点。但她接下经食管心脏超声检测辅助经心导管心内缺损封堵术这副担子后，手术日就没办法正常下班了。渐渐地，她积累了经验，也赢得了同事们的信任。后来，哪怕是休息日碰到急诊病例，她也会被火速叫到医院诊断病人。

活儿多了，奖金却没增加。崔莉有了点小名气之后，有人开始背地说风凉话，说她爱出风头。这些她都忍了，她的想法非常简单，“技多不压身”！

机会总是青睐有准备的人。三年前，出于城市规划的考虑，上海市政府在靠近张江科技城和迪士尼乐园的板块，整合当地医疗资源，开设了一家全新的现代化三级医院——周浦医院，医院科室设置齐全，目标直指一流，浦东新区政府予以全力支持。完善医疗设施靠投钱就行，但缺少高水准的医务人员，就要靠招聘了。为此，周浦医院面向海内外招募优秀人才。

为了最大限度地引进人才，周浦医院不但提供家庭安置补助费和配套科研经费，还承诺解决稀缺人才家属的户口。

一天晚饭后，正好崔莉跟我电话探讨一个病例。她那天听起来情绪不高，讲完病例，又随口聊了几句。我说：“小崔，你别太拼了，注意自己的身体。听说周浦医院急需招聘一位能胜任心脏外科术中经食管超声监护的高级职称医生，还解决上海户口，你可以试试！”

崔莉难以置信，说：“我一个温州医生，硕士学位都是在职申请的，我行吗？”

我说：“你别小看自己，学位不代表临床能力。你别看那些博士学历高，他们的临床实践还需要你这样的人教呢！”

第二天一大早，崔莉给我打电话，说她想去试试！

崔莉撰写了简历，我帮她修改了之后，投递到周浦医院。

尽管学历和论文不占优势，但丰富扎实的临床实战经历让她在一众应聘者中脱颖而出。周浦医院的院长是心内科出身，经过亲自考察，如获至宝。崔莉凭自己的实力，带着儿子孟嘉宝，摇身变为上海人。

这不但是崔莉的重大人生转折，更是孟嘉宝的机遇。崔莉两口子反复咨询考察，把家安在了徐汇滨江。徐汇区的教育师资力量最为雄厚，这一点，上海尽人皆知。

邵秀云只知道崔莉很厉害，能从温州被引进上海，但对个中原委却不清楚。今天了解了来龙去脉，邵秀云万分感慨："跟你比，我脱了鞋子也赶不上啊！"

接着，她又说起岚岚："念书很重要，但个人问题也要抓紧。我已经拜托两位阿姨帮你找对象了。"

岚岚也不知道是害羞还是不同意，反正没答话。

邵秀云接着唠叨："婚姻是大事，我看比念书还重要！你总归要留在上海的，找对象，对方的经济条件不能太差，上海的房子太贵了。小崔，你这个房子得上千万吧？"

"不止！"邵秀云也太不了解上海的房地产行情了，我说，"小崔这房子，到手两千多万！"

"啧啧啧。"邵秀云闻而生畏，"看看，这么贵！上一辈子班也买不起！要是不嫁个条件好点的，就要一辈子租房！"

"邵姐，您这话就不对了。"崔莉不同意她的观点，"上海房价再贵也不能作为找对象的条件，最多也就是参考。"

我赞同崔莉："就是，年轻人只要肯干就有机会。你看，我们医院每年招收的年轻医生，大部分都是从外地考到上海的，一开始是很辛苦，最后也没见买不起房子的。房子这东西，大也是住，小也是住。"

邵秀云反驳我们："那不一样。经济上主要还得靠男人。"

岚岚白了她妈一眼，去帮嘉宝订正数学卷子了。

我问邵秀云："您觉得今天的罗欣医生怎么样？"

邵秀云赞不绝口："这姑娘做事真麻利！丁是丁，卯是卯，那么多病人家属围着，全都安排妥当，就是太辛苦，我看着都不忍心！"

老黄一到急诊，罗欣立即安排复查血清肌钙蛋白和心电图。做完检查，邵秀云拿着老黄的报告回到诊室，罗欣却不在。一个病人在走廊突发晕厥，罗欣冲出去三下五除二翻看了既往病史，判断是心力衰竭，她一边呼叫当班护士，一边就地跪下去进行紧急抢救，给病人做体外心脏按压和人工呼吸。

遇到病人突发休克时，必须在第一时间进行急救。按压心脏的时候，要将病人就地平卧，解开衣领，保持鼻子和嘴巴通畅。

人体躯干的上半部分有胸廓，前面正中是胸骨，后面正中是脊柱，从脊柱两侧对称地发出十二根半环形肋骨，将左右两肺和心脏包绕起来。做心脏按压时，抢救者双手交叉，左手掌根部紧贴胸骨中段 1/3 与下段 1/3 交界处，右手掌根部叠放在左手之上，双臂伸直，垂直用力向下按压，按压深度必须达到让病人胸骨下陷 3 ～ 5 厘米的程度才会生效。而且要保持较快的频率，每分钟至少 60 次，也就是每秒钟起码按压 1 ～ 2 次。

与此同时进行口对口人工呼吸，大致每按压 4 ～ 5 次心脏，对病人口中用力呼气一次。

体外心脏按压和人工呼吸绝对是体力活儿，罗欣坚持了 5 分钟，躺在地上的病人脸色终于转为红润，能摸到脉搏了。罗欣秀气的脸蛋涨得通红，把病人交给护士送楼上监护室，站起来一刻都没休息，拍拍白大褂下摆的灰尘，接着看病人。

"罗欣下个月要结婚了。"我看着邵秀云，慢条斯理地说道。

"对象是上海人吗？"邵秀云询问。

"不是，是她在镇江的中学同学，在上海工作。"我忍不住介绍了罗欣的情况。

有一次，我恰巧有事去找主任。走到主任办公室的时候，门虚掩着，我无意中听到主任在跟罗欣谈话。

主任说："罗欣，你这个女孩子是不错的，大家也都认可你的能力，但毕业了要留在心内科，你可想好了。念书毕竟不用像正式上班那样翻急诊、做夜班，科里人才济济，每个人都压力山大，临床忙完了还要做科研写论文，很多人熬到头发白了都不一定能评上副高。你马上就是上市公司的少奶奶，这些苦你想过没？行不行？"

我站在办公室门口，听到罗欣坚决的声音："我行！"

"邵姐，靠山山倒，靠树树摇，还是靠自己最好！"我继续说服邵秀云，"有人说，女孩子念书适可而止，学历太高嫁不出去，还说什么女博士是介于男人和女人之外的第三种性别，我看都是无稽之谈，反正我们科里的女博士，不管长得怎样，早点儿晚点儿，一个个都嫁得挺好。"

"念书跟嫁人又不矛盾，两个人挣钱打拼肯定比一个人强。"崔莉说，"不过，适当注意形象也是必须的！岚岚这孩子穿衣打扮不讲究，我送她的项链也不戴。"

说起首饰，我来劲了："你们家的传世翡翠呢？有没有蚂蚁搬家拿到上海来？"

"有，有！"小孟连声答应，"这回正好带过来！"小孟以前在云南开矿的时候，因缘际会得到一块老坑翡翠，两个拳头那么大，碧绿欲滴，整体剔透，价值不菲，极为难得。那次我们去温州，崔莉专门拿出来给我们展示过，印象特别深刻。

"这么贵重的东西得小心存放。"邵秀云提醒道。

"我们在银行租用了一个保险箱，放在家里不安全。小孟这次过来也是为了办这事。"崔莉笑盈盈地说，"我上班不在家，奶奶能伺候嘉宝吃好穿好就不错了，家里人来人往的，还是存在银行省心。"

果然是大户，金银财宝多得要去银行租赁保险箱。"保险箱密码可得想好！"我开玩笑。

"密码已经有了，24位数字！"崔莉笑容可掬，"231512115161519893219129！"

我跟邵秀云听呆了，我说："这么长一串数字，叽里呱啦的，能记得住吗？"

“记得住，不可能忘记！”小孟从卧室里拿出一个包扎严实的匣子，放在餐桌中央打开，那块珍贵的翡翠玉石在灯光下波光流动，像一个有生命的绿色精灵。

假如生活辜负了你

我们几个闲聊了半天，等岚岚给孟嘉宝讲完卷子，崔莉坚持开车送我们回去。

快到同济大学的时候，崔莉劝岚岚："你爸刚做了心脏手术，这两天抽空去看看。"

晚上光线不好，看不清岚岚的表情，她的语气还算平静："我妈还没原谅他呢，我去看啥？"听得我暗暗摇头，轻轻拍了一下邵秀云。

学校到了，邵秀云看着女儿的背影，一阵伤感涌上心头："你们都这么好，我们家呢，三个人三个地方。"

我安慰她："血浓于水，爸爸毕竟是爸爸。岚岚以后会想明白的。"

崔莉附和道："倒是您跟老黄接下去该怎么办，得拿主意了。"

邵秀云委屈地低下头去："我也不知道该怎么办。凭良心说，老黄……就算是那几年，也没断岚岚的费用……可是，我就是咽不下那口气！"

崔莉打断她："气肯定是气的，但气死了也不能解决问题。要我说，关键在于您还喜欢不喜欢老黄这个人。"

"都这把年纪了，什么喜欢不喜欢的！"邵秀云六神无主。

“邵姐，”我听不下去了，“您也就 50 岁，干吗成天这把年纪那把年纪挂在嘴上？人家好多老外 50 岁才上大学重新开始呢！”

“就是！”崔莉顺势帮腔，“岚岚上大学了，您要把业务重新捡起来。您没见好多私立医院都缺超声医生？退休了也能继续干！什么时间都能成为起点！”

“我能跟你们比吗？谁比我的命苦？”邵秀云自怨自艾，“就看你俩好了，一个是大医院的专家，一个老公那么有钱，还调动到上海，你们哪里看得到我的难处！”

崔莉把车停在路灯下，夜风吹动路边的梧桐树，车厢里洒满斑驳移动的阴影。

“邵姐，您看到的都是别人光鲜的一面，其实，谁都有难挨的时候。”崔莉轻轻地放缓了声音。

三年前的一天，崔莉忽然发现小孟最近两个月不怎么回家做饭了。烹饪是小孟最大的爱好，是什么事情让他连这个都顾不上了呢？

崔莉长了个心眼儿，去公司一打听，结果仿佛晴天霹雳，小孟跟公司新来的一个女大学生走到了一起。那个女大学生家里条件不好，一上班父亲就生了重病，小孟一向为人仗义，作为老板更不能袖手旁观，忙前忙后，帮这个女大学生张罗了不少。然后，就出事了。

得知真相后，崔莉的心在滴血。从不请假的她再也没有力气去医院上班，推说身体不舒服，拖着沉重的脚步回到了空荡荡的家。从恋爱到结婚，一幕幕往事在眼前浮现。那个下午，崔莉觉得有半辈子那么长。她像木头人一样呆呆地瘫坐在沙发上，心里被空空荡荡的悲伤和密密实实的愤怒轮番轰炸。

还是钟声把她拉回了现实，嘉宝快放学回家了。她必须厘清自己的思路。

去跟那个女大学生撕破脸发飙？崔莉做不到，这种事情从来一个巴掌拍不响；去跟小孟要死要活撒泼上吊？她也做不到，她还有自尊；去跟老人摊牌，让公公婆婆去管？也不可行，他们年纪大了，如果处理不好，没把儿子拉回家却被气出个三长两短，更加麻烦。

她静静地坐着，坐着。

忽然，主任给她打电话，一位她一直负责的住院重症病人今天又有恶化，其他医生看的超声结果不太让人放心。她这才强打起精神，但是还是没办法处理事情，她怕误事，就打电话问我。我居然没发现什么异样，讲完病例又闲聊了周浦医院的招聘事宜。

崔莉像被针扎了一下。她觉得，那是上天冥冥之中给她安排的转机。

她迅速振作起来，拿出笔和纸，把问题写下来，帮助自己整理。

第一个问题，我还喜欢小孟吗？回答很艰难，但最终是肯定的。他们曾经共同成长，有过无数欢乐时光，他们一起孕育了孟嘉宝，小孟是个好爸爸，对儿子全心全意。小孟敢说敢干的性格也是她最欣赏的。

第二个问题，小孟能离开那个女大学生吗？她觉得应该可以。知夫莫若妻，她知道小孟不是喜新厌旧之辈，她愿意相信他是一时糊涂，没管住自己，只是暂时的迷失。

第三个问题，怎样才能让小孟主动做出选择？答案只有一个：孟嘉宝。小孟是个好爸爸，他不会舍得家庭破裂，不会舍得儿子受苦。

崔莉想明白之后，立即付诸实施。她去婆婆家吃了点饭，让嘉宝先做作业，然后拉着婆婆到另一个房间，平静地讲述了发生的一切。婆婆在媳妇面前挂不住脸，马上要出门找儿子理论，崔莉阻止了她，附在老人家耳边说了一些话。

回家之后，她连夜草拟了一份简历，第二天发给我修改。

事情的进展甚至比崔莉预想的还要顺利。过了几天，小孟不声不响地回家了，重新去新开的码头买了海鲜，在家里做饭给嘉宝吃。那个女大学生悄无声息地离职，不知道去了什么地方。崔莉在周浦医院的应聘也意外地成功了。

直到这时，崔莉才跟小孟敞开心扉谈了一次，态度淡然，不吵不闹：

“第一，我有你出轨的确凿证据，你要想离婚去找那个女大学生，我绝对不会纠缠。但是，是你破坏了婚姻，嘉宝得跟我，而且在财产分割上，我会争取我应得的。

“第二，我已经拿到了上海周浦医院的聘书，马上要去上海工作，作为紧缺人才引进，对方医院会协助解决我跟嘉宝的户口。

“第三，看在多年夫妻和孩子的分儿上，如果你愿意回归我们这个家庭，我可以既往不咎，但必须约定在先，如果再发生类似的情况，我不会再给你机会。成年人得对自己所有的行为负责。”

就这样，崔莉带着嘉宝，告别故乡，也告别了过去，来到上海开始了全新的生活。如果说以前的她学习经食管心脏超声只是为了“技多不压身”，现在的她就是打心眼儿里热爱自己的工作，因为是工作给了她重新生活的机遇和底气。

“你不怕小孟跟你彻底翻脸吗？他的身家，什么样的女人找不到？”邵秀云的话确实不假。但崔莉跟婆婆一向相处不错，那个晚上，她诚恳地对婆婆说，如果老公拉不回来，她也只能带着儿子走，既然当爸爸的为了别的女人跑了，她就把儿子的名字改成崔嘉宝！当然，奶奶还是奶奶，嘉宝还是会孝顺的。

“你真是太厉害了！我要有你十分之一的本事，也不至于过成这样！”邵秀云听得忘记了自己的伤心，“不过，心里难道没有疙瘩吗？”

崔莉老老实实地点头承认：“一开始是有的，但时间长了也就习惯了。”

“我是说……那个，他们……”邵秀云讲得扭扭捏捏。

崔莉笑了一下：“邵姐，您想说他跟别的女人上过床，对吧？”她拉上手刹，“人对有些事情得想开。我怎么会不在意呢？但是，人生总有不如意。我这样劝自己，不如把每一天都当作一个崭新的人生开端，把过去的都当成上辈子的事。您不会在意自己的丈夫上辈子娶过别人，对吧？那么，只要今天他在我身边，对我好、对儿子好，就够了。毕竟，我们能够拥有的是未来，不是过去。至于以后能发生什么，我们根本不知道。就像我，活到 40 岁，从来没有想过有朝一日能在上海工作！”

聪明的女人都明白没有什么会从天而降，想要获得就必须努力争取。崔莉以强悍的姿态捍卫了自己的家庭，用最积极的心态和行动，把握住了自己最在意的东西。

崔莉讲完之后有些激动，邵秀云在仔细体会，我则想起了罗欣。这个女孩子下个月就要结婚了，现在还奋战在临床第一线，跟所有住院医生一样经历着严酷的训练。其实，她完全可以不必这么做。

那次她从主任办公室出来看到我，第一个反应就是甜甜地跟我打招呼，我也微笑回应。同事中知道她家庭情况的不多，这变成我们之间心照不宣的一个小秘密。

有一次看完病人，我劝她晚上尽量别熬夜做实验。她睁着美丽的丹凤眼问我："程老师，您去过我老家镇江吗？"

我说去过，我很喜欢镇江的文化底蕴。镇江位居长江下游，其貌不扬，却是很多妇孺皆知的诗词的发源地！

"京口瓜洲一水间，钟山只隔数重山。春风又绿江南岸，明月何时照我还？"京口，是镇江的古地名。

"何处望神州？满眼风光北固楼。"北固山至今矗立在长江岸边，与滔滔江水相互映照。

"因过竹院逢僧话，偷得浮生半日闲。"诞生如此脍炙人口的诗句的鹤林寺，在镇江诸多古迹中毫不起眼，居然近年才被"重新发现"。

"不过，我最喜欢去的是西津渡。"罗欣说，小时候西津渡不像现在游客云集，只是一个废弃的古渡口。这里原本紧邻长江，是兵家必争的咽喉要塞。三国时期，这里曾驻有孙权的东吴水师，唐代以后这里更是专门派有兵丁守卫巡逻。但清代以后，江滩淤涨，江岸逐渐北移。古人用来锚定船只的桩址，现在被时间推移到一个土坡上，河道移行到很远很远的地方，极目远眺也很难看见。真是三十年河东，三十年河西。

“站在西津渡，最能感受到的就是人的渺小。能来到这个世界不容易，一定要活出最好的自己。”绮年玉貌，万贯家产，其实都是瞬间的景象，只有学到的本事不会被轻易拿走。

我点点头，难得她这么年轻就如此明了世事。也唯有这样的女孩才能从容面对所谓的豪门婚姻吧。我在心里感慨，人生说来说去，无外乎“授”“受”两个字，很多人以为“受”是幸福，其实，“授”才会真正自在。尤其对于女人，没有什么比掌握生活的主控权更加重要。

崔莉在人生最慌乱的时刻咬牙坚持。她以孙子的姓氏作为砝码，让婆婆坚定地站到她这边。嘉宝的奶奶是一位农村老太太，毕生最大的贡献是烧饭做家务，但这并不妨碍她教育已经成为亿万富翁的儿子什么是为人的根本。

除此之外，老太太还根据崔莉的安排到那个女大学生的家里，跟她生病出院不久的父亲推心置腹讲了一些心里话。究竟有没有给那个女大学生辞职以及再找工作提供经济资助，崔莉没说。

不过，崔莉他们在徐汇滨江购置的豪宅的房产证上只有年迈的婆婆和嘉宝的名字。夫妻决裂时，财产要重新分割，但儿子不会摒弃自己的母亲。在上海银行的账户以及保险箱，都是以崔莉的名义开启。

小孟乐呵呵地接受了全部事实。跟貌美如花、温柔顺从的太太相比，能让儿子拥有上海户口的妻子更让男人脸上贴金。更何况，自从搬到上海，崔莉对过往的一切从不提起，仿佛那只是一个幻觉，时间长了，连自己都怀疑是否真的发生过。“没人喜欢老婆对自己犯过的错误一直计较，”崔莉胸有成竹地说，“过去的就让它过去吧！”

此时此刻，邵秀云看崔莉的眼神用膜拜也不足以形容：“怪不得你让岚岚好好念书，要是她能跟你一样强，我还操什么心！”

“哎，女人光想着找条件好的男人，其实男人也在挑！”我最终没有忍住，跟她俩讲了罗欣。别以为有脸有胸就能嫁得好，其实自己的实力更重要。“不过，让自己变得更强可不是死读书。学霸都是十八般武艺样样全能，人家罗欣这么有见识也没见蓬头垢面，还不是每天打扮得眉清目秀？男人都是感官动物，是得找机会跟岚岚说说，适当用点化妆品、戴点首饰。”

“邵姐，您今晚住哪儿？”不知不觉都十点钟了，崔莉问邵秀云。

“我在医院旁边的如家开个房间吧。”邵秀云想了想。

晚上不堵车，十多分钟就到了宾馆门口。

待邵秀云下去，车上只剩下我跟崔莉两个人，我提出了闷了一晚上的疑团：“24位数字的保险箱密码，你们确定不会忘记吗？”

崔莉哈哈大笑：“不可能！”

“就算你记性好，小孟能行吗？”

“他忘记可以背英文字母表呀！”崔莉调皮地回答。

“26个英文字母？”我更加云里雾里。

“对，密码是‘我老婆是崔莉’的拼音‘wolaoposhicuili’对应的字母序号！我要好好做医生，他要继续做贸易，这回东西放进保险箱，不知道什么时候再打开拿出来。不过，只要他记住他的老婆是崔莉，密码就永远在心里！”这下，我彻彻底底被她折服。

“老黄很快就能出院，我们要不明天再跟岚岚说说？”

岚岚跟崔莉走得近。

“不用。”崔莉放下手刹，“是我让岚岚别去医院的。”

“啊？”我大吃一惊。

“我送你回家！”崔莉加大油门，“这么长时间了，邵姐心里还是有老黄的。老黄低头认错这么长时间，难道不应该趁着这个机会让他们患难见真情吗？至于岚岚嘛，等他俩和好的时候再锦上添花吧！”

第四章 | CHAPTER FOUR |

不为良相，便为良医

该不该找做医生的亲戚开刀

周六，我忙进忙出，好好做了一顿午餐。跟 Happy 都吃一半了，老刘还在打电话。

这是没有办法的事，外科医生无论下班、周末还是休假，都得把病房里的病人挂在心上。老刘主攻泌尿系统肿瘤，他那些肾癌、膀胱癌病人，经常不让人省心。

等他坐下，我问："今天又出了什么状况？"

老刘先喝了半碗汤："星期四跟肖睿明联合做的那个全膀胱手术，肠道吻合口可能漏了，我吃完饭要去一趟医院。"

"你叫了肖睿明一起做还漏了呀？"我一听老刘吃完就撤很不高兴，下午 Happy 还要学琴呢，他跑了就得我送过去，下午我老早就安排好要做实验的。

"病人是他家一个什么亲戚，就一起上台了。"老刘加快吃饭速度。

老刘娶了一个医学院的同班女同学，有弊也有利。弊处在于，这位自我感觉天资纵横的外科医生在家中毫无优越感，否则刚才这番交流，老婆还不赶紧做仰视状：哇噻，亲爱的老公，膀胱癌好可怕耶！这么大的手术你都可以做呀，太厉害了！我好崇拜你哦！

不过好处呢，在于交流起来不必多费口舌解释。

膀胱癌是泌尿系统最常见的恶性肿瘤，也是人体十大常见肿瘤之一，占我国泌尿生殖系统肿瘤发病率的第一位。有一部分膀胱癌，要把膀胱全部切除，取一段自体肠道重新做一个替代的膀胱储存小便，行话叫“回肠膀胱”，再把剩余的肠子接起来。如果泌尿外科医生对自己做“回肠膀胱”的手法不自信，可以请普外科的同事一起上台操作，他们天天跟肠子打交道，手法更娴熟。这就是所谓的“联合手术”。

只是，以老刘现在的年资，一般情况都能自始至终独立完成全膀胱手术，所以我觉得奇怪，干吗要喊上普外科的肖睿明？

不过，病人是他亲戚嘛，我就能理解了。

手术病人觉得必须跟医生套近乎，否则心里不踏实。所以，自己的亲戚亲自上手术台操刀能起到很大的安慰作用。但实际上，无论远近亲疏，医生开刀时无一不战战兢兢。然而，再认真，术后并发症也在所难免。看看吧，这个病人的肠道吻合口漏了，大便会漏到腹腔里，得赶紧二进宫进行手术处理，否则很容易并发严重感染。

我嘟囔了几句，抱怨肖睿明给自己亲戚做手术还整出个问题。

连续提了几次肖睿明的名字，我停住筷子：“哎，你们那个肖睿明离婚没？”

老刘不满地瞪了我一眼。

我不死心：“你在手术室没听到过他的什么传闻吗？”

老刘吃不消了：“程蕾蕾，你好歹也是个知识分子，可不可以不要这么八卦？”

我故意讪笑：“你方便的时候留意留意呗！”

老刘连连摇头：“离谱！再说，人家离不离婚，关你什么事？”

“我觉得他可能会离婚。”我很有把握地说。

因为觉得女人实在不可理喻，老刘三口两口吃完，拿上车钥匙跑了。

其实我跟肖睿明不是很熟。前年，肖睿明的丈母娘查出二尖瓣脱垂、重度二尖瓣反流，老刘介绍她来我们中山医院治疗。手术过后，肖睿明的丈母娘一直找我随访，一晃两年了。

老刘跑了，我真窝火，计划全被打乱了。

下午陪 Happy 学琴的时候，我心神不宁，脑子里又冒出这个肖睿明，想起他丈母娘来到我们医院的时候，这位阿姨被吓得够呛："心脏打开，能重新活过来吗？我那个啥二尖瓣到底怎么不好啦？"

肖睿明的丈母娘对每个疑问都反复追问，这点我能理解，中老年女病人往往想得比较复杂，再加上肖睿明还陪在一边呢。我耐心地面带微笑给她做了全套讲解，然后那天妥妥地比既定下班时间晚了半个小时。

二尖瓣位于左心房和左心室之间，像一道阀门。这个阀门分为两扇，叫作前叶和后叶，前叶大，后叶小，心外科医生在手术台上也称之为大瓣和小瓣。

瓣叶本身不会自动开放关闭。在二尖瓣瓣叶的左心室一侧，连接着很多根细长的腱索，跟降落伞的伞绳很像。二尖瓣的启闭活动，也跟降落伞差不多。降落伞的本质是气动力减速器，使用时，相对于空气运动和浮力，伞绳绷直，伞面充气展开。不用时，降落伞的伞绳瘫软，降落伞松弛下来。二尖瓣呢，左心室舒张的时候，腔室舒展，牵拉连接在二尖瓣上的腱索绷直，二尖瓣瓣叶随之打开；左心室收缩的时候，心腔缩小，腱索松垮下来，不再牵拉，二尖瓣瓣叶也跟着关闭。当然，二尖瓣的开放和关闭还需要其他各种因素天衣无缝地予以配合，但大致上可以这么理解。

正常的二尖瓣关闭时，腱索像降落伞的伞绳一样拉得直直的，瓣叶平面绷得紧紧的，前叶和后叶的毗邻边缘严密贴合，所以，尽管左心室一侧的压力很大，也不会有多少血流从两个瓣叶交界的地方倒流。

而所谓二尖瓣反流，就是二尖瓣关闭时应当绷紧密实的平面出现了缝隙。

二尖瓣反流十分普遍，随着经济社会发展和人口老龄化，二尖瓣反流的发病率还在呈明显上升的态势。根据统计，65 岁以上的人群中，不到 20 人就有 1 人患有二尖瓣反流病变；75 岁以上的人群中，这个比例提高到 10%。

二尖瓣反流的病因五花八门。如果以治疗为目的进行分类，我们可以简单粗暴地把病变分为器质性或是非器质性。

所谓器质性二尖瓣反流，可以理解为二尖瓣这个物件儿坏了。物件儿坏了，吃药打针肯定没啥用，要么修理，要么替换。

二尖瓣脱垂是最常见的器质性二尖瓣反流病种，多数是牵拉二尖瓣叶的腱索断裂、缺如造成的，也就是降落伞的伞绳（腱索）断了或者偷工减料了，那一部分伞面（瓣叶）该绷紧的时候扯不平了，松松垮垮，荡来荡去，故名“脱垂”。相当一部分器质性二尖瓣反流必须手术治疗。

而非器质性二尖瓣反流占据二尖瓣反流的大多数。正如一丝风都不漏的门少有，二尖瓣也不可能都完美闭合，再加上现在的诊断仪器十分精密，二尖瓣稍微有点风吹草动就被提示和记录。正常人体检时，往往在无意中发现一点二尖瓣反流，这完全可以不当回事；介于轻度和中度之间的二尖瓣反流也不必恐慌，每隔半年到一年复查心脏超声，观察其发展动态。绝大部分非器质性二尖瓣反流不需要治疗，而且，也没啥改善方式。

心脏瓣膜病能开刀的，都是运气好的

反复解释之后，肖睿明的丈母娘还是一百二十四个不放心。

我开导她，如今这项手术相当成熟。二尖瓣脱垂了，我们会尽量修复。先把断裂的伞绳（腱索）接上，然后绕着降落伞（瓣叶）的边缘缝上一个环，使瓣叶面积窝小一点，这样，前叶和后叶关闭的时候挨得更紧了，当中的缝隙也就消失或者缩小了；与此同时，缝在瓣叶边缘的“C”字形或者“O”字形人工环还能增强对脱垂部分的支撑力度，帮助二尖瓣在关闭时尽量绷紧平面。这样的修补方式是最理想的，因为最大限度保留了病人自身的结构。人工补的不如原装的，这一点大家都有共识。

如果手术过程中，修复效果不尽如人意，那就切除病变二尖瓣，置换人工心脏瓣膜。

“如果不开刀的话，会少活几年？”我都口干舌燥了，肖睿明的丈母娘依然保持着捂住胸口的姿势，“我少活一点时间没关系，总比开膛破肚强！”

我哭笑不得，这个想法在心脏外科病人中太普遍了。

可惜的是，严重的器质性二尖瓣反流，譬如二尖瓣脱垂，是必须手术的。否则，不只是少活几年的问题，而是在能够存活的年限里，血液循环障碍会逐渐加重，最后引发心力衰竭。就好像房间的门坏了，房门还日夜被大风刮得摆动晃荡，屋里也会遭受风吹雨淋，时间长了屋子就会坍塌。心脏长期承受严重的二尖瓣反流，左心房和左心室会逐渐增大，心脏收缩和舒张功能受损，作为动力泵的效能随着时间推移一步步降低，继而影响右心功能，最终引发心力衰竭。

心力衰竭病人没有力气，很容易疲劳；肺部淤血，呼吸困难，咳嗽喘息；因为心脏无法调节全身的液体平衡，或早或晚会出现水肿，看得见的水肿最早从双侧脚踝处开始，看不见的水肿悄悄在腹腔和胸腔滋生。心力衰竭到了终末期，全身脏器跟着心脏一起走向穷途末路，病人无法平卧，无论白天黑夜只能采取端坐姿势，说求死不得求生无门都不为过。所以，一旦确诊器质性心脏病，不要拖也不能拖，得听医生的安排采取最合适的治疗方法，否则，哪是少活几年那么简单。

“再说了，”我总结道，“心脏瓣膜病能开刀的，都是运气好的！还有很多不能手术的呢。”

“啥叫不能手术？”肖睿明的丈母娘听不明白。

“就是光看心脏病的程度呢，得马上开刀；但是，这个病人可能还有严重的肺部疾病，或者肝功能不好、肾功能衰竭，或者同时得了癌症，这样就无法手术了，风险实在太大，搞不好就挂在手术台上了。”我继续循循善诱。

“还有这么倒霉的人呀！”肖睿明的丈母娘不停咂嘴。

“对呀！倒霉的不是一个两个，在我们国家，这样的病人保守估计也得上百万呢。”我回答道。

“这么多人不能开刀，怎么办？等死？”肖睿明的丈母娘目瞪口呆。

作为一名医生，我当然不能点头称是，公开承认我们确实对这些病人束手无策，药物治疗也就是聊作调理，实际上就得回家等死。医生非不愿也，而不能也。

我迅速顾左右而言他：“所以说嘛，你的二尖瓣还能开刀，已经算是运气好的了！”

心脏开刀，没有小手术。把人拖进手术室，全身麻醉，劈开胸骨，各种药水轮番上，再撒点冰屑，让你的心脏静止，然后来上一刀。就算是一颗完整无损的心脏立即原路缝合关上，也是伤筋动骨，无法跟以前一样了。

更何况，真正的心脏手术远非这么简单，打开心脏之后，还得这里补补那里整整，手术过程中全身血液在体外循环机器里人工充氧调和。如果手术时间太长，还会引发心肌缺血和脑缺血，年高体弱的病人根本无法耐受。这些病人真的只能听天由命，等候上天的审判。他们的预后十分不容乐观。

严重的二尖瓣反流导致心力衰竭者，六成活不过五年。

而令人悲观的是，在应该接受手术治疗的严重二尖瓣反流病人中，约有 40% 的病人因为高龄、心功能差且合并多脏器功能不全，无法进行有效治疗。这一系列惊人的比例让我们当医生的扼腕不已。

思前想后，总算等到孩子学完琴回家。我正牵肠挂肚，老刘回来了。

“二进宫啦？”吃完饭就跑了，这会儿都快四点了，肯定是再次手术了。

老刘不答话，一边换鞋子一边使劲盯着我看。我纳闷地捋了一下脸，脸上没沾啥东西呀？

老刘换好鞋子，没头没脑来了一句：“程蕾蕾，你当医生真是太可惜了！”

我没好气地白了老刘一眼：“你忙完了吧？你陪 Happy 在家，我去一趟医院！”

老刘往沙发上一躺：“不行不行！我拜托值班医生看着呢，再有状况我还得过去！”

我提高嗓门儿：“上个星期就跟你说了，今天下午我要去做实验，你拍拍屁股跑了，我只好临时找戴云昕帮忙。”——戴云昕是我们科的年轻住院医生，就住在医院宿舍——“这次实验太重要了！”

老刘坚决不肯让步：“真的不行，都二进宫了，不能再出状况了！”

我瞅了一眼毫无动静的手机，怒火中烧：“干吗非得你呀，肖睿明干啥去了呀？

他不能去看呀？！”

“所以说你当医生太可惜了嘛。”老刘息事宁人，“我中午给肖睿明打电话，无人接听；到了病房，他那个亲戚挺通情达理的，说既然发生了，该怎么处理就怎么处理。然后很后悔地说，之前不知道肖睿明家里有麻烦，早知道就不让他上台了。肖睿明今天肯定不能来医院，全靠我了！”

我跳了起来：“肯定是大事！对了！保不准就在闹离婚！”

老刘听罢，坐直身体，表情十分严肃认真：“你怎么知道的？二进宫的时候，洗手护士也这么说。奇怪呀，你人在徐汇，鼻子还伸到我们虹口来了？”

我正想回答，念头一转，开始卖关子：“这有什么奇怪的，我上懂天文地理，下知鸡毛蒜皮！不跟你啰唆了，我反正得去实验室！”

像我们复旦大学附属中山医院这样的大型医教研单位，临床工作，也就是在门诊和病房看病以及做手术，不过是日常任务的一部分；我们大部分医生同时拥有教师资格证，是复旦大学的临床带教老师，不但承担本科生以及研究生的教学任务，还要传、帮、带为数众多的来自全国各地甚至海外的进修医生；此外，大学附属医院还有一项非常重要的责任，就是做医学科学研究。

知识更新，时不我待。我们每天遇到的病人同时也是一道道考题，那些难以解决的病痛，或者是现有诊疗方法过贵、过难、过复杂、过痛苦，都需要我们开动脑筋去想办法，怎么变得更便宜、更容易、更简便、更不痛苦。

我们医院素以“心肝宝贝”著称，在心血管疾病和肝脏肿瘤领域独步全国，在国际上也享有一定声誉，但依然有千千万万的病人让我们无能为力。

很多人都知道，治疗冠心病时需要在血管最狭窄的部位植入支架予以疏通。

但是，作为确诊冠心病、明确病情程度的手段，无论是冠状动脉造影还是冠状动脉 CT 检查，都得静脉注射造影剂，这类造影剂含有碘离子，对一般人不会构成问题，很快就能被代谢消除；但合并严重肾功能不全以及甲状腺病变的病人，就只能望洋兴叹，无从谈起冠状动脉支架植入术。

这些冠心病病人只能用药物控制一次又一次发作的心绞痛，承受着心肌梗死的痛苦甚至随时猝死的风险！

在西方发达国家普通人群中，肾脏疾病的发病率为 6.5% ~ 10%。我国的情况较国外更不乐观，慢性肾脏疾病的发病率超过 10%，患者绝对人数逾 1 亿。慢性肾功能衰竭的终末期称为尿毒症。在我国，即便保守估算，尿毒症患者也有 200 万。他们当中又有多少承受着肾脏和心脏病变的双重炼狱？他们忍受着痛楚，眼巴巴地徘徊在成熟的冠状动脉造影术门口，被迫止步不前。

有一类可怕的心脏病叫作扩张型心肌病，病人的心脏像吹气球一样不断膨胀，伴随心脏收缩功能明显降低，最后唯有心脏移植才能挽救生命。可是，有几个病人能获得移植机会？新近的研究表明，扩张型心肌病中有一部分是基因突变造成的，也就是说，携带这种扩张型心肌病异常基因的人，无论怎么勤于锻炼、早起早睡、饮食有度，到了一定年龄就会发生心功能衰竭，他们的命运仿佛冥冥中被恶魔下了咒语。如果我们能在胚胎期有效检测致病基因，就能避免很多人间惨剧。可是，我们对于这类检测刚刚摸到门路，14 亿人口的泱泱大国，有多少家庭望眼欲穿，期盼着筛查试剂盒的到来？

至于心脏瓣膜病变，二尖瓣脱垂只是其中一种，还有为数众多的三尖瓣、主动脉瓣和肺动脉瓣病变，因为各种原因无法开胸修复或置换瓣膜，病人和家属流淌的眼泪，一行一行都是医生的耻辱。

这些难题就像陡峭的阶梯，引领着现代医学不断创新，不断前进。

不开刀也能治好心脏瓣膜病的小夹子

针对不能接受传统开胸手术的心脏瓣膜病变，近年来国内外一直在研发经心导管微创手术。

这种手术是从外周血管，如腹股沟处的股动脉，插入纤细的心导管，循着血管抵达心脏，然后放置人工心脏瓣膜或者局部进行修复。经心导管瓣膜修复手术创伤小、疗效立竿见影，能造福年老体弱的病人，即便是一般状况好、能接受开胸手术的病人也对其无比向往，势必成为未来治疗心脏瓣膜病变的主流。

然而，知之非难，行之不易。

人体股动脉的直径最多有 1 厘米，要在这么局限的血管内输送空心导管，同时还要在其中预先放置人工瓣膜或修复装置，到达心脏之后再释放操作，精细度比在鼻烟壶里画《富春山居图》还要高出 N 个数量级！何况，鼻烟壶是死的，人的二尖瓣可是分分秒秒都在啪嗒啪嗒活动的！

由于难度过大，虽然针对二尖瓣的经心导管微创手术器械的研发如同雨后春笋，但目前成气候的只有一家国外的世界五百强公司。

这家公司研发了二尖瓣钳夹术，也就是把二尖瓣的前叶和后叶中间部位用类似钉子的夹子揿牢，手术过程跟订书机装订过程差不多。将二尖瓣开放时原本椭圆状的出口弄成眼镜状，瓣口面积缩小，反流随之得到改善。这种微创修复无须全身麻醉，手术之后恢复迅速，更重要的是，无论病人肝肾功能如何、是否合并其他疾病，都可以实施。

然而，国内绝大多数病人没有享受它的福气。

首先，这个二尖瓣钳夹价格很高，不算手术费和住院费，一只二十余万元人民币；其次，对手术操作者的要求非常高，只有为数不多的大型心血管临床中心才有条件做；再次，因为其原理类似订书机，术中一旦操作不当，可能造成瓣膜撕裂、破损；最后，夹子的位置要求非常精准，必须钉在前叶和后叶毗邻边缘的正中间，就好比书本装订时得订在边上的居中位置，如果订的位置太靠近里面，就没办法翻页，这扇门打不开，二尖瓣反流就变成了二尖瓣狭窄，如果订在了边上，没居中，书页也会散开，无法明显改善二尖瓣的反流程度。更悲催的是，这家世界五百强公司目前并没有意向在中国市场推广这个项目，二尖瓣钳夹术在国内只能零星试用。

我的年轻同事高远是一位心脏介入医生，他对这项技术进行了深入的研究，在参与过二尖瓣钳夹术实际操作之后，觉得这项技术的完善程度其实并没有想象中那么好。但前来询问的病人络绎不绝。

在跟病人反复解释了很多次之后，高远意识到，为什么我们不能自己研发呢？我们可以在现有研究的基础上，扬长避短，精益求精，做出更好的、更易于推广的微创二尖瓣修复装置！

说干就干，高远拉着我们几个同事反复协商、讨论、摸索和论证，居然给我们几个臭皮匠想出来一种新型小夹子，如果设想成为现实，那么，我们研发的这种心脏瓣膜小夹子更小巧，操作也极其便捷，更重要的是，这种小夹子是真正卡住瓣膜边缘，不会侵犯其组织，对瓣膜没有损伤，并且可反复取卸，对瓣膜毫发无损。而且，这种小夹子不但适用于二尖瓣，还能用于治疗三尖瓣反流。高远是主导人，在这个发明上倾注了大量心血。前后磨合了大半年，今天在动物身上正式开始实验，我怎能不去现场？

想到这里，我拎起包："我快去快回，最多半个小时，你要是今天触霉头（沪语，倒霉、遭殃的意思）触到家，就让 Happy 一个人在家待一会儿！"因为我家两个医生，为了兼顾家庭主妇角色，我英明神武地把房子买在距离医院步行不到十分钟的地方，关键时刻，优势凸显。

还没到医院我就接到期盼了半天的高远的微信："程老师，我做到了！我真的做到了！我太牛逼了！我自己都难以置信！前面的一切付出都值得！！"

看到高远的微信，我内心一阵狂喜，却也毫不意外。以他做事的风格，迟早取得胜利！

我上气不接下气踉踉跄跄一路狂奔到中心实验室，轮番想象着鲜花、掌声和香槟。

没想到推开门，高远和戴云昕正你一句我一句斗得不可开交。来来往往几个回合，显而易见，高远不是戴云昕的对手，小戴还在叽叽喳喳乘胜追击，高远已经憋红了脸山穷水尽。

我笑眯眯地坐山观虎斗。

今天是第二次实验，一共六头猪。前两个星期的预实验做了两头猪，一头差强人意，一头不理想。在那基础上，高远对心脏瓣膜夹合器进行了细节调整和步骤改进，效果显著。

这不，在一边的心脏超声屏幕上，清晰显示着猪的二尖瓣上附着小小的含金属的装置，伴随着心脏活动，小夹子动得轻盈自如。

六头猪的小夹子全部经心导管放置，成功率百分之百！更令人兴奋的是，最顺利的一头，他们只用了十分钟就把小夹子给装上了！要知道，目前国外进口的钳夹，在心导管室里由放射科、心脏超声反复测量、尝试和配合，最快的也得一个小时才能完工！

做完实验，采集心脏超声图像、收集血样、记录心电图和血压值之后，要等候猪从麻醉中苏醒，观察没有异样后，才能送回动物房。

等候期间，两人整理实验器材，戴云昕伸手去抓放在桌子上的小夹子包装袋。

高远情急之下大喊：“不要你‘妈’，不要你‘妈’！”

高远刚才忙于实验，随手把实验心得记在小夹子包装袋上，想等实验结束了再好好整理。他以为戴云昕要把包装袋扔进废物箱——高远是福建福清人，“拿”在福清话里念“妈”——小夹子的每个细节都是高远呕心沥血的结晶，他怎能不着急慌张，因此乡音不改，自动蹦出。

个性开朗的戴云昕先是一愣，随即反应过来，捧腹大笑：“我怎么能不要我妈呢？——哎，下个月还要出去玩，你老婆可不能再上错‘床’！”

这是高远的另一个笑话。有一次年轻医生结伴去公园搞活动，高远带着新婚的老婆一块儿比翼双飞。比赛划船的时候，人多嘈杂，他老婆跑到了对手的船上，高远着急呀，两手放在嘴边做喇叭状，大声疾呼，满世界都听得清清楚楚：“老婆，快过来！你上错床（船）啦！我的床（船）在这里！”

高远半天挤不出一句反击。

“哎，高远，这头也快醒了，外面的两头，请张师傅送回动物房吧！——小戴，你别闹了，高远作为一个胡（福）建人，普通发（话）已经很标准啦！你不知道高远毕业刚留下来的时候，我们心研所的迎新联欢晚会有一个节目就叫作‘高远医生读报纸’——胡（福）建人拼音能读对 20% 就是天才！”

高远瞅瞅戴云昕，又瞅瞅我，挠挠脑袋，闹不清我在帮谁。

我接着一本正经地说道：“普通话标不标准，雕虫小技，何足挂齿！重要的是，这个小夹子成功了，我们高远的智慧像金子一样花（发）光啦！”

戴云昕笑得弯下了腰，连手术台上的猪都应景地哼唧了三声——它马上就要从麻醉中醒来啦。

在医学研究中，动物实验必不可少。1964 年《赫尔辛基宣言》中，明确要求新技术必须先进行动物实验才能进入临床。很多研究一开始都是假想，如果不通过动物实验验证其有效性和安全性，决不能贸然用于人体。

人体的复杂程度令人惊叹，我们很难精确模拟。虽然可以在细胞上做一部分检测或者采用计算机模拟，但都无法呈现人体内部相互作用的复杂过程。

而动物和人类的相似度很高，老鼠的 DNA 和人类 DNA 的相似度高达 98%，黑猩猩和人类的相似度更是高达 99%。动物也会患有许多和人类一样的疾病，治疗糖尿病的胰岛素就是以狗为实验对象发明出来的。尤其是哺乳动物，和人类同宗同祖，这就意味着我们的器官，譬如循环系统、内分泌系统和神经系统等，都以类似的方式运行。因此，动物成了完美的测试对象。

近 100 年来，医学所取得的重大发现大都建立在对动物的研究和实验成果基础上。如果不用动物进行实验，医药研究进程必将减缓。现在，世界上每年有超过 2600 万只动物被用于实验，其中 95% 都是啮齿类动物（如大老鼠、小白鼠等），以及鸟类和鱼类，高等哺乳动物的使用比较少。

但是动物实验也不能随便乱做，必须通过相应的动物伦理委员会批准才能进行。

我们这个项目因为要模拟人的二尖瓣治疗效果，小动物肯定不行，所以选用猪作为动物模型，它们的心脏瓣膜跟人十分接近。

这六头猪要送去动物房长期饲养，因为手术得看远期疗效，尽管当场夹闭的效果不错，但还要观察小夹子随着时间推移是否移位、脱落，是否导致心腔内血栓形成，是否引起二尖瓣组织异常增生，哪一个细致入微的环节出了问题都会导致灾难性的后果，其中有些后果是我们无法预想到的，只有通过它们进行观察。

大功告成，高远和戴云昕这么优秀能干，现场气氛如此喜乐和谐，没我啥事了，我准备打道回府。

临撤之前，我关照戴云昕，结束之后把心脏超声仪器推回科室的时候，别忘了好好擦洗消毒，还要给病人用呢，千万弄干净。

戴云昕点点头，模仿高远的口音：“好的，程老丝！不过我们的家什（沪语，器械的意思）真是原生态，跟世界一流科研活动完全不匹配呀！”

“怎么个不匹配法？”我转过身去，“原生态？我们用的超声仪可是最新型号的，跟欧美同步！”

“喏，”戴云昕一手拿起超声探头，一手拿起冻胶瓶子，“今天差点闹出麻烦！前面两头猪麻醉好了，胸口的毛也剔除了，我把冻胶挤了上去，没想到冻胶太凉了，它们冻得直打摆子！我还以为麻醉剂不够呢，又抽了戊巴比妥钠，还是高远观察仔细，说麻醉深度达到了，才没闯祸。否则戊巴比妥钠打过量，他的宝贝猪可就玩儿完了。”

我皱起眉头，大冬天的，冻胶确实冰凉冰凉的：“你别说，还真是个问题！”

戴云昕放下手中的东西：“刚才我想了，可以设计个加热器，把冻胶加热一下。”

“嗯嗯。”我怕老刘后院失火，赶紧离开了实验室。

尽人事听天命，人生从容

到家的时候，老刘又在打电话，是肖睿明！我连忙把耳朵贴上去。肖睿明的声音十分疲惫："……兄弟，真心抱歉，今天麻烦你了……嗨，太窝囊，过不下去了……"声音听不清楚，断断续续，我凑上去伸手把老刘的手机摁成免提。

老刘推开我，取消免提，体谅地说："没关系，没关系！家家都有本难念的经！你别管了！本来就是我的病人嘛！"

挂断电话后，这个人丝毫不顾及我牺牲自己快去快回，反而以一种审讯的口气问道："肖睿明看样子真在闹离婚，你究竟知道些啥？"

肖睿明动真格了，我竹筒倒豆子原原本本坦白。我是从他丈母娘身上发现线索的。

肖睿明的丈母娘来做手术的时候，各种各样的问题奇烦无比，刚开始我充分理解，老百姓都怕心脏开刀，五十多岁的女同志内心煎熬，很正常。

手术过后，她一直在我的门诊随访，我渐渐觉得不太对头。

每次来复查，肖睿明总是提前几天给我发信息预约，这倒没什么。医生有时候会外出开会，也会请病假和事假，如果不事先确定，病人跑到医院就扑空了。

如果不是熟人，最好上网查一下那家医院的官网，专家门诊停诊一定会广而告之。我觉得纳闷的是，为啥每次肖睿明都陪同。他丈母娘的二尖瓣成形术非常成功，只残留了轻微的二尖瓣反流，心功能完全恢复，讲起话来也是中气十足，没必要家属陪诊。肖睿明也是外科医生，我家老刘忙得天天见不着人影，肖睿明怎么会有时间次次都来？

有一回，我忍不住说了一句："肖睿明你太尽心了，每次都陪着来。"

还没等肖睿明答话，他丈母娘抢着说："我心脏开大刀，他当然要开车送我。"

我不禁愕然，她手术后的心功能恢复很好，乘地铁、挤公交车一点没问题呀，就算想舒服点，完全可以叫出租车，干吗非得让女婿在工作日开车接送？代价也太大了吧！

我忍不住帮肖睿明说话："外科医生当车夫，大材小用！"

肖睿明的丈母娘抿了抿嘴唇："他来，应该的！我把他当亲生儿子待！"

我转而交代："您现在跟正常人一样，该干啥就干啥，别总把自己当病人看。"人是社会性的，病人经过治疗后应当尽量恢复正常生活，适当的体力活动和社会交际对康复非常有帮助，"您家宝宝两三岁了吧？这个年龄最好白相（沪语，好玩的意思）了，外婆带着多开心！"

"我才不带呢！奶奶带！"

我停住了笔："肖睿明，你不是江西人吗？"他丈母娘是上海本地的，怎么舍近求远把奶奶从江西搬过来？

"我们家是个男宝宝！"肖睿明的丈母娘自鸣得意地凑近我，"给他们家续香火了！当然是奶奶带小孩！再说，结婚的房子也是我们家的，我管好自己养好身体还来不及呢！"

我无语，并且很生气，难道本地丈母娘就能这般颐指气使一位外科医生？！

这样的家庭氛围，也真亏肖睿明涵养好。要按我说，有这么一尊大神，小夫妻肯定得吵架。但是，别人的家事我也不便多过问。

不过，上个星期，我的判断显露端倪。

那天门诊，肖睿明的丈母娘挤入诊室，试探地问："程医生，我没挂上号……"

我没当回事："肖睿明的丈母娘啊，稍等，我给您加号。"

轮到她看病，一切正常。

我正要叫下一位病人，肖睿明的丈母娘忽然以迅雷不及掩耳之势，从包里掏出一张购物卡塞进我白大褂口袋。

我吓了一大跳："这可千万不行！再说，您这样做，我怎么见肖睿明啊！"

她笑得甚有声势："程医生，你以后喊我章梅英！一点小意思，别见外！我以后自己来看病，还要麻烦你的噢！"

我这才发现没见肖睿明的身影。

"然后？"老刘问。

"还能有啥然后？我把卡硬塞还她了呗。"我讲完，倒了杯水，"她说以后要自己来找我加号，这不明摆着肖睿明不会再陪着，也不会事先跟我打招呼了吗？所以我估摸着肖睿明长时间忍辱负重，火山爆发了。"

医院像个万花筒，折射出人生百态。在医院工作久了，甜美的、哀痛的、虚伪的、揪心的故事应有尽有。我们中国人讲究孝道，久病床前无孝子，那些不孝儿孙自然是千夫所指。但医生也要为一些为人子的说说话。现代社会压力大节奏快，谁不是咬牙负重前行，长辈生病了端汤送药是常理，但也不是所有情况孩子都得羊羔跪乳。的确有生养了五个孩子的老娘得了不治之症，把老娘往医院一丢了事的不孝逆子；但也有小腿擦伤一点就天昏地暗，勒令儿子出差途中半路折回到医院陪护的夸张父母。

前两天，戴云昕跑完急诊，回到办公室跟我聊天，说有位父亲肺癌晚期，大量胸腔积液、大量心包积液，当地医院告知对症治疗，等候后事。老人无论如何不肯接受现实，非让儿子辞职陪他来上海看病，否则就哭天抢地，逢人涕泪直下、反复控诉。他家经济条件也不是很好，据说家里值钱的都卖完了，老人在急诊留观，儿子舍不得住宾馆，夜里在走廊里打地铺。

我们听了都摇头。医生不是万能的，有些疾病到了晚期，华佗在世也无能为力，何必在外地耗着。可就是有偏执的老人永远无法理解什么叫作尽人事听天命。或许还会有人大赞这辞职的儿子是孝子，可是，他也有自己的家庭、自己的生活，难道这些就不用考虑吗？

有一句话说得好，称职的父母看到的永远是孩子的背影。孩子不是家长的私有财产，他们终究会拥有自己的思想和天地。没有父母不爱自己的孩子，但即便是自己生的、自己养的，等他们逐渐长大后也要保持一定的距离。在孩子长大的过程中，能陪他们一颦一笑，能看到他们的脚印从幼稚走向成熟，能感觉他们懵懂的眼神越来越清澈，才是我们得到的最大安慰和回报——而不是孩子大了，要求他们把时间、精力、感情全部奉献回去。这不是孝道，这是以爱的名义进行赤裸裸的勒索。

老刘弄明白了状况，对我挺服气，但对同事的遭遇也没辙。

我叹了一口气，肖睿明的孩子还小，家里这么闹，小宝宝要受罪了，万一冲动起来真掰了可就麻烦了。

讲完肖睿明的家事，我去卫生间洗手，冬天黑得早，衣服还晾在外面。

把手伸到感应式泡沫皂液机下面，一团洁白柔软芬芳的泡沫皂液滴落手心。

我一边洗手，一边感慨万千：同样是老人，怎么差距就那么大呢？

同时还有一丝痛心，我们的心脏瓣膜夹合器研究终于有了眉目，可惜，李奶奶却没等到。

不抱怨的世界光芒万丈

这个感应式泡沫皂液机是李奶奶送的礼物。

当医生 20 年，见过的病人不计其数，而能让我唏嘘不已的并不多，李奶奶就是其中一位。

第一次见到李奶奶的时候，我心中暗自点赞。老太太满头银发，略卷，整整齐齐地梳在耳后，戴一对小小的绿宝石耳环；慈眉善目，笑眯眯的；素淡碎花的衬衫，黑色府绸裤子，一看就知道是个精致优雅的老太太。

她已经 80 岁了，病情很不乐观：二尖瓣前叶和后叶同时脱垂，左心房和左心室之间毫无屏障可言。由于二尖瓣长期大量反流，肺部淤血，心功能恶化，肺动脉压力升高，右心房也明显增大。右心房和右心室这两个房间膨胀之后，当中三尖瓣的门框也扩张、变形，造成了重度三尖瓣反流。她的两条腿肿得饱胀发亮，用最大剂量的利尿剂也只能稍事缓解。同时，她的腹腔、胸腔都有积液；心力衰竭引发的顽固性咳嗽日夜不止。如果可以开刀修复二尖瓣和三尖瓣，虽不能痊愈，至少也能缓解下痛苦，遗憾的是，李奶奶同时合并严重的糖尿病，无法耐受开胸手术。

李奶奶差不多每两个月找我看一次病。后来，我让她不要来了，就在家附近医院配药吃。她不肯:“程医生,我晓得我的毛病看不好了,我其实是想见你说说话。”

每次看完病，李奶奶在保姆的搀扶下离开。老人佝偻的背影总让我陷入沉思。1969 年，人类的足迹就印在了月球，世界上最深的马里亚纳海沟也留下了潜艇的身影，现代科技日新月异，可时至今日，还有太多的常见的医学难题无法解决。

作为医生，最痛心的不是病人死了，而是明明知道他们的病情的发展轨迹，知道会逐渐出现哪些撕心裂肺的痛苦，却只能眼睁睁地看着死神狞笑着逼近!

上个月李奶奶走了。李奶奶病情严重，她过世我毫不意外，但心中十分痛惜。

这个月月初的一天，李奶奶侨居日本的小女儿来找我，她说，她的母亲临终前很平静，把方方面面都安排好了，罗列了一张名单，让她逐一感谢。她给我带来了一份礼物，是一个日本自动感应式泡沫皂液机，小巧玲珑。

“我妈说这个好，小孩都能用。”李奶奶的女儿轻轻地说，“她关照我买这个带回来的时候，我根本没想到我妈这么快……”

尽管竭力忍着，她的眼圈还是红了：“她从来不跟我们说她病得有多重……”

李奶奶虽然是我的病人，但我打心眼儿里尊敬她。在她的身上，我看到了一位平凡女性的人生智慧。

她的两个女儿都很有出息，一个去了日本，一个去了美国。刚退休，身体状况还可以的时候，李奶奶分别去日本和美国小住过，帮忙带外孙和外孙女，但很快就回上海了。李奶奶觉得，一是国外生活不习惯，二是女儿工作忙，自己能帮忙的时候搭把手，都安顿好了就不要添乱了。

可是，讲起来风光，实际上孩子不在身边的空巢生活相当孤寂。女儿们忙，好几年才能回来一趟，李奶奶跟老伴儿相互扶持，虽然家里冷冷清清，但她却让生活变得充实有趣。

老太太没念过很多书，但她对很多事情充满好奇，退休之后学书法，一练就是 20 年；衣服也是自己做，这里缝个盘扣，那里加道皱褶，走在街上都会被人拦着问衣服哪里买的。

年事渐高、健康每况愈下，老伴儿先她而去，她坦然接受命运的安排，不抱怨，因为“抱怨只是浪费我自家（沪语，自己的意思）的时间”。陪她来看病的保姆也是笑嘻嘻的，看得出跟老人相处得很愉快。

她想得开。有一回，她半开玩笑半认真地跟我说，活到 80 岁不容易，这么重的毛病没法治，得先料理后事，把房子、一点首饰和积蓄该分的都分了，在女儿回上海的时候让她们带走。

我逗她：“您把钱和首饰都分光了，以后女儿不管您怎么办？”

她呵呵笑：“我走了，这些还不是留给她们，事先讲清楚，对大家都好；再说了，女儿怎么会不管妈呢。她们现在是真累，我自己还能动，舍不得给她们增添负担。”

李奶奶的从容和淡定是岁月与生活的赠予。她也曾经有埋怨和失落的时候，跟贴心的老姐妹聊天，很羡慕她们的孩子留在身边互相照顾。但孩子在身边的也并不尽如人意。有两个从小看着长大的孩子，人到中年之后工作非常不顺利，直接影响经济收入，甚至连孙辈的教育费用都难以支付。“所以啊，人不能样样都得到。我反正老了，孤单就孤单吧，女儿她们自己过得好更重要——而且她们都孝顺，你看我看病从来都不愁钱！”

李奶奶最后那次来医院时，我话里有话地建议让女儿们回上海聚聚。

她笑笑：“程医生，你都说了，我这个病也没办法治，她们又不是医生，那么远回来干吗？再说了，人的寿命天注定，要是老天爷忘了我，没准儿我还能等到你们那个发明搞出来呢！哎，你上次说的那个不开刀就能治好病的小夹子，搞得怎么样了？搞出来先在我身上装！我这么大岁数了，失败也不怕！”

跟李奶奶提及过的心脏瓣膜夹合器，我们今天真的搞出了眉目，可惜李奶奶没机会用了。

人生一世，生老病死是不可抗拒的自然规律。生命的意义在于其宽度而不是长度。在当了 20 年医生之后，我越发深刻地感受到人要学会把握自己的命运。要拥有充实丰厚的晚年，经济条件只是其一，更重要的是老人是否能够把控自己的生活。只有像李奶奶这样，才是真正享受自己的人生。

人口逐步老龄化，上海男性的人均预期寿命是 80 岁，女性已经达到 85 岁。但很多人退休之后不再接受新鲜事物。这不但限制了自己的活动范围，而且给周遭的亲人带来巨大的负担。

相较之下，肖睿明的丈母娘还不到 60 岁，别说自己叫出租车来看病了，只要能意识到这一点，即使古稀之年都能在手机上下载医院的 APP 预约看病。现在的各种软件都是傻瓜式的，稍微用心学，很快就能上手。年龄绝对不是问题，大脑跟轴承一样，不停转动才不会生锈。

叠完衣服，我坚定地走向椭圆机，由于长期四体不勤，十分钟后就汗流浃背，气喘吁吁了。说起来容易做起来难啊！但为了拥有自由美好的晚年，为了不拖累我的 Happy，必须咬牙蹬下去！

我闭着眼睛继续运动，脑子里响起戴云昕今天讲的话。

科学创新，往往源于对现有技术的不满意。国内所有的超声检查都这样使用冻胶，但效果真的不够好。其实，有现成的冻胶加热器，但只会在类似新生儿科这样的地方配备。而且样子笨重，不能保温，要反复加热，十分不便。

过了一会儿，我又想起今天的实验，真遗憾李奶奶这样的好人没能等到我们的小夹子研制成功……

何为大医生？以一己之力造福千万人

超声检查利用的是人体对超声波的反射，但超声波通过不同介质的时候，阻抗不同，衰减也存在很大差别。尤其是空气，会严重干扰图像质量。冻胶能消除皮肤黏膜和超声探头之间的空隙，提高图像质量。所以对于超声检查，冻胶是必不可少的，可以美其名曰“超声伴侣”。但这个每台超声检查仪都需配备的小伴侣确实有问题。

首先，冻胶瓶子是室温保存。寒冷季节，病人袒胸露乳，哆哆嗦嗦地躺倒在检查床上，冷不丁把冻胶涂上去，没有一个不龇牙咧嘴的；小孩子弄不好就哇哇大哭；大人也不是个个都能忍，尤其那些病情危重的，面对突如其来的寒冷刺激，有些人检查完直呼“半条命去了”。

其次，不卫生。冻胶虽然是悬空挤出，难免也会接触病人皮肤。超声检查除了体表项目之外，还有一些腔内检查，譬如经食管心脏超声的超声探头跟胃镜差不多，细长管状，要插入病人食道中；其他还有经阴道超声和经直肠超声，会直接接触到体内黏膜。在这些检查过程中，冻胶瓶子由病人之间混用，非常不卫生。而这么不合理的东西，每家医院、每个医生，每天都在将就着。

还没运动满 30 分钟，但我实在等不及了，一个念头在我心中越来越清晰。我从椭圆机上跳了下来，把感应式泡沫皂液机从卫生间隆重请到餐桌上，仔细端详。

这不就是现成的参考物吗？踏破铁鞋无觅处，得来全不费功夫！感应式皂液机小巧便捷，液体感应滴出，完全不跟手掌接触；只要内置加热保温功能，我们的超声冻胶的温度和交叉感染问题都能迎刃而解！

我立即用手机把感应式皂液机从各个角度拍照，发给了戴云昕。戴云昕跟我简直是心有灵犀一点通，立马就回复“靠谱”。上班之后，我俩又碰了几次头，协商出一种“感应式且具加温功能的超声耦合剂装置”，修订了几次提纲，想乘胜追击，申报一项专利。戴云昕还建议，最好做一个样品出来，这样能帮助进一步完善专利材料内容。我觉得很有道理，但要做样品，我们需要帮手。

工作日的时间就像大雾中的小猫咪，不知不觉中来，不知不觉中去。戴云昕去食堂吃完午饭，端回两杯奶茶跟我分享。

香浓可口的珍珠奶茶甜甜的，戴云昕说起话来又快又脆：“今天一早我就去动物房看过了，我们的猪每只都毛色滑溜，精神十足，可能哼哼了……不过，隔壁放了做成冠心病模型的狗狗，有两只不太好，胃口不行，连火腿肠都不吃……最糟的是，对面房间骨科养的羊都感冒了。我今天晚饭以后还得去看看，它们可别把感冒过给我们的宝贝猪！”

茶足饭饱，我俩把“感应式且具加温功能的超声耦合剂装置”的材料又过了一遍。

定稿之后，就得找外援了。我先把我们拟订的超声耦合剂装置方案发给了秦师哥，接着拨通了他的电话：“秦师哥，在忙哪？我们又搞了小发明，是个小鱼小虾，你感兴趣吗？”

秦师哥爽朗大笑，一如既往：“什么小鱼小虾？”

秦师哥比我高十届，我们是校友，我毕业于临床医学专业，他毕业于生物医学工程专业。他念书的时候，一半时间在我们上医，一半时间在交通大学。秦师哥毕业后去美国深造，在硅谷学到很多本领，返回上海白手起家，艰苦创业。

我第一次见到他是在我们医院的心导管室。

现在，冠心病植入冠状动脉支架妇孺皆知，但在十多年前，那可是惊天动地的大事！那时候，冠状动脉支架全部依赖进口，最贵的支架一根三四万。我跟老刘那时毕业没多久，俩人每个周末没头苍蝇一样四处找房子，房价 2000 块一平方米。严重的冠心病病人一装就是三四个支架，在病房里晃来晃去，我在他们的胸口能看出一个个小套公寓房的平面图……

秦师哥那时候在心导管室偷师学艺，不但要跟踪自己公司研发的国产支架性能，同时还要跟进口大品牌的进行比较。一回生，二回熟，跟医生和护士打成一片。

我迄今记得他的问话："蕾蕾，你说说看，什么样的医生是大医生？"

我胸有成竹："病人不看不死心，同行不问不放心！"

没想到，秦师哥连连摇头："你讲得没错，但那最多只能算好医生，称不上大医生！"

如果刻苦钻研临床技能、不辞劳苦治疗疾病、病人和同行都敬佩还不算大医生，那还能怎样？天天睡在病房里？

"不是。"秦师哥教导我，"医生再全心全意为病人服务，每天吃住在手术室，一年 365 天都不休息，一生能救治的病人也是很有限的。"

"哦，我知道了！上医治未病！"这下答对了吧？

"也对也不对。"秦师哥依然不认可，"疾病预防当然非常重要，比如做好医学健康科普宣教，让大家都意识到体检的重要性，这当然好，但在现阶段，我们还很难做到位。"

"左也不对，右也不对，那……"我实在不知道什么是大医生了。

"大医生，是以一己之力造福千万病人。"秦师哥的语气充满了激情，"大医生，不一定天天泡在手术室，但他有爱心有智慧，能想病人所想，忧病人所忧。他能敏锐地在临床工作中发现关键问题，攻克难关。你看，咱们医院骨科的陈中伟院士，他是世界断指再植第一人，开创了显微神经外科的先河；肝癌研究所的汤钊猷院士，他找到了血液中的甲胎蛋白这个指标，可以用来筛查肝癌，多少人因此获救！”

“秦师哥，你说得对！”我豁然开朗。

汤钊猷教授当时担任我们上海医科大学的校长，也是中山医院肝外科的医生。他于20世纪60年代末从事肝癌研究，在世界上最早对小肝癌进行了系统深入的探索，使小肝癌手术切除后5年生存率达到60%～70%，更通过无数次试验发现了甲胎蛋白在肝癌筛查中的重要作用。

我国是肝癌大国，汤教授的科研成果使得肝癌由“不治之症”有望向“可治之症”转化，使我国肝癌临床诊治水平长期处于国际领先地位，被国际权威称为“人类认识和治疗肝癌的巨大进展”。

“所以，大医生不仅仅动手，更重要的是动脑。好医生一次救一个人，大医生一项创举能救一批人。‘不为良相，便为良医’，悬壶济世，拯救苍生！”秦师哥继续说道，“你看，冠心病病人越来越多，这么多人等着放支架，我们全靠进口怎么行？所以，必须造出我们中国人自己的冠脉支架！”

秦师哥他们在浦东张江立足，全身心投入国产冠脉支架的研发。一开始就是个“小作坊”，数度发不出工资，但经过持续不懈的奋斗，时至今日，他们在国内冠脉支架市场上已经能与国外大公司分庭抗礼。

现在，国产冠脉支架一根一万多，进口冠脉支架的价格被迫降到两万左右，而且国产冠脉支架还走出国门，为祖国创汇。

所以，在我心目中，秦师哥不仅仅是我们上医走出去的企业家，更是一位默默无闻的民族英雄！

国产冠脉支架研制的成功让秦师哥成为腰缠万贯的大老板。但他没有停止脚步，继续在心血管医疗器械创新的道路上奔波。医药行业的任何一个产品都离不开与临床一线的密切合作。这些年来，秦师哥的公司越来越大，业务越来越繁忙，但他再忙，每周都会约临床医生聊天，每次都能碰撞出火花。他们的产品也不断更新换代，精益求精。

做完冠状动脉造影，确认需要植入支架的时候，医生会跟守候在手术室门口的病人家属商议采用哪种型号的支架。很多家属都误以为进口的更好。其实，经过将近二十年的磨砺，国产冠脉支架在性能和远期疗效上毫不逊色于进口冠脉支架，更何况我们的临床数据来自汉族人群，更适合国人。

以秦师哥现在的身家，他开发新项目已经不完全为了赚钱。“人总得做事吧？我又不老，吃吃喝喝那种日子，我过不惯！”秦师哥对新的临床思路积极扶持，我们做二尖瓣小夹子研究时，用作实验样品的猪都是秦师哥掏腰包买的。实验用猪价格很高，一头 2500 块，饲养费一天 10 块，还不算实验费！

所以，超声耦合剂装置做样品时需要支持，我第一个想到他。一方面他给医生做投资不会很计较成本；另一方面，他浸淫医疗行业多年，眼光毒辣，经验老到，提出的建议往往一针见血。

果然，傍晚时分，秦师哥回复了：“蕾蕾，你们的想法挺好。样品能做。但是，细节要见面讨论一下。这样，我马上到你们医院，工程师正好也一起来了，我们先聊一下？”

我跟戴云昕看完病人，秦师哥和他的工程师也到了。

秦师哥介绍说，这是陆工，非常能干，她妈妈心脏不好。今天先讨论样品制作，以后你多关照她妈妈的病情，一举两得。

女工程师三十多岁，模样温婉。我伸出手去：“幸会！我是程蕾蕾！”

陆工轻轻握住我的手：“程医生，我早就知道你。”

房颤病人应该知道的左心耳封堵术

我给秦师哥递了个眼色，难道他早就介绍过我了？

没想到他也纳闷："小陆，你知道程医生？"

陆工莞尔一笑："我先生肖睿明跟你家刘医生是同事，听他提过好多回。"

秦师哥拉开凳子："大水冲了龙王庙，太巧了！小陆，程医生他们有个小设备，挺实用，你看一下，尽快给他们做个样品。"

陆工答应得很利索："没问题！想做个什么样的小设备呀？"

看我没吭声，戴云昕纳闷地推了我一下。

我这才反应过来："哦，很简单！喏，就是这个。"

我把跟戴云昕一起整理的资料递给陆工。

行家就是行家，陆工很快就看完了："肯定可以做，不过，有几个问题。"

"嗯。"我还是心不在焉。

哎，肖睿明的眼光不错呀，娶到这样的太太，才貌双全，忍气吞声倒也值得。不过，话说回来，忍让老婆和忍受丈母娘，那可不是一回事。只是，有其母必有其女，这位陆工看上去斯文漂亮，不知道回家会不会换副面孔……

她称呼肖睿明还是“我先生”，看样子两人没有离婚，大概已经和好了……

我的八卦之火开始熊熊燃烧，戴云昕的一句话打断了我天马行空的想象：“陆工，你觉得什么地方不妥？”

陆工点着我们用笔画的草图：“想法是很好的，但是，感应式皂液机出的液体的黏稠度，跟超声冻胶的肯定不一样，所以要对冻胶的参数进行测定。你们要提供一些冻胶，我回去检测一下。还有，你们设计的出液只是从上到下滴落，但超声检查不会都是这样吧？需不需要横向给液？侧向给液？还有一点，冻胶每次的感应量必须可控，因为超声探头大小不同，量多了，滴得到处都是；量少了，得重复给液，不方便。设备用起来不顺手，就难以推广。”

这一番话实在太令人折服，不愧是专业人士。

我跟戴云昕马上从白大褂口袋里掏出小本子，认认真真逐条记录。

记完要点，我们还没来得及表达感谢和景仰，他们就已起身告辞。“蕾蕾，你跟小陆互留一下联系方式，我们去手术室。”秦师哥永远是那样风风火火。

“秦师哥，你们这趟是为了那个左心耳封堵器吧？”我恍然大悟。

左心耳封堵也是当前正在蓬勃开展的一项新技术。

左心房是心脏当中的一个腔室，其形态近似球形，但在左侧有个凸起，叫作左心耳。这个小耳朵对正常人而言，其作用近乎装饰，但对于心房颤动病人而言，小耳朵摇身一变成为锋利的镰刀，能引发严重的并发症。

人体血液有组织、有纪律地在血管内流动，这有赖于心脏的规则搏动，每一次挤压的血液量都差不多。心房颤动时，正常有序的流动被彻底打乱，心跳绝对不整齐，这时心脏射血跟抽风似的，一会儿多，一会儿少。血液流动紊乱，在心房里打转转，瘀滞停留。血液的价值在于流动，瘀滞的血液不能冲入主动脉发挥作用，长此以往，会滋生血栓。

血栓是凝固的血块，心房颤动病人的左心房血栓的发生率是正常人的 50 倍。

心房颤动简称房颤，是最为常见的心律失常之一。心房颤动又是怎么发生的呢？原因很复杂。总而言之，高血压、冠心病等都会引起心房颤动，就算啥病都没有，随着年龄增长，心房颤动的发生率也逐年递增。

有了房颤得赶紧治。不过，有相当一部分病人，药物和手术都不管用。那该怎么办？

跟心脏瓣膜疾病不一样，心房颤动并不一定致死，但是可能比死还难受！

心房颤动病人形成的血栓，在左心房里呈块状或者条状，形态不规则。有了房颤，心脏依然在跳动，一不小心，凝结的血块甩动脱落，瞬间变成撒旦的子弹。

游离的子弹在全身动脉管道中肆无忌惮地穿行，任意停留。堵住脑血管，中风；跑进冠状动脉，急性心肌梗死；塞住下肢动脉，红肿热痛骤然发作，最严重者得截肢。

所以，对于房颤，首先必须抗凝。血液能流动，也能凝固，因为血液中有很多自成体系的凝血和抗凝因子，维持着微妙的平衡，平衡点就像数轴的零点，正负调和。抗凝药能稍微挪动零点的位置，让凝血过程发生得迟钝一点，降低心房颤动病人的左心房血栓发生率。

然而，抗凝药说起来容易，吃起来难。第一，持续性房颤病人必须终生服药；一旦要求终生服药，病人的依从性就很难保证；稍微偷个懒可能就会出大事。第二，抗凝药不是在挪动零点吗？以人力去抗衡设定好的零点位置是一种冒险，多吃一点点，大出血；少吃一点点，没啥用。第三，合并风湿免疫类、肾脏疾病等的病人不能吃抗凝药。第四，有些人的基因注定抗凝药很难起效，对于这类人，即使抗凝药剂量增大到医生看着都发怵的程度，心房里照样长一堆血栓。

严重的心脏瓣膜疾病，受够了罪，一走了之；心房颤动则会导致脑中风、半身偏瘫、大小便失禁，说话、吃饭、做事都不能自理，还不如二尖瓣脱垂！

那有没有办法让这些心房颤动病人免受病痛折磨？有，那就是左心耳封堵术。

左心房血栓较多来源于左心耳，根据文献报道，高达 90% 的左心房血栓是左心耳作的孽。左心房本身圆溜溜的，不太容易滋生血栓，左心耳就不一样了，形态妖娆多姿，呈鸡翅状、菜花状、风袋状和仙人掌状。别笑！这是对左心耳形态的学术描述，正正经经的医学名词。

基于上述文字，我们明白了左心耳的形态低调隐蔽、曲径通幽，是血液的温暖小港湾。小港湾里风平浪静，波澜不兴，红细胞们懒洋洋的，不一会儿就抱团躺倒睡着了，特别容易形成血栓。血栓就像谣言，容易一传十，十传百，从左心耳滋生，迅速向左心房腔内蔓延。

“堵住左心耳，90% 的心房颤动不用吃药！” 左心耳封堵术是目前全球预防房颤病人卒中的治疗新趋势，能有效减少病人的病死率、致残率，同时减少出血的发生。

但是，新技术从问世到成为临床常规手术，道路九曲十八弯。一种新药从实验室到临床，其间的资料十辆重型卡车都装不完；新型医疗器械的试验也是如此。

我院是左心耳封堵术的临床中心之一，同事们按照研究方案，选取符合条件的病人，严格按照美国已经通过并实施的治疗流程，让病人术后服用 6 个月抗凝药，然后像报喜童子一样传递佳音：你虽然还在房颤，但是，不用再吃药也不易长血栓了！医患双方都无比欣喜，普天同乐。

可是，今天上午心外科手术室的一台手术出现了新的状况。

病人是一位中年男性，心房颤动，8 个月前植入了左心耳封堵器。前天，他出了场不太激烈的车祸，胸口撞在方向盘上，突发二尖瓣脱垂，引起急性左心室功能衰竭，紧急收治入院。

手术时，心外科的同事诧异地发现，他的左心耳封堵器有三分之一的表面呈现金属光泽，没有内皮化。按照正常的术后进程，半年后左心耳封堵器的表面应该长满了自体细胞，所以才能停服抗凝药。如果血液遇到非自体组织，尤其是金属，特别容易形成血栓，这个病人真是不幸中的万幸，如果不是因为飞来横祸进行开胸手术，说不定小命呜呼在封堵器上！

秦师哥的公司也在研制国产左心耳封堵器，即将进入临床，他听说了这个病例，赶紧放下手头事情赶来一起讨论。他山之石，可以攻玉。看样子，美国食品药品监督管理局通过的治疗流程也有纰漏！

“你们又得加班了！”我们把秦师哥和陆工送到电梯口。

“科研创新，失败是常态，成功是垂爱！输得起才能赢得到！”秦师哥不急不躁，“跟人生一个样，波澜起伏，曲折前进！”

越亲密，越需要界限感

下班回家，我忙不迭地跟老刘八卦了肖睿明家“离婚事件”的后续发展情况。

这回他没瞪我：“好事啊！肖睿明的老婆帮你忙，请他们一起搓一顿？上次他亲戚的手术出了问题，我俩都有意把这些年来全膀胱手术并发症的病例整理一下，总结经验教训，正好当面聊。”

我连连附和：“对！择日不如撞日！明晚在肇嘉浜路新开的那家舟山小海鲜碰碰头？”这家新开的饭店把鲜活的鱼虾贝壳做成层层水族馆，品种繁多，琳琅满目，肖睿明家宝宝才两三岁，吃饭肯定坐不住，这种能吃能玩的地方最适合了。

第二天晚上，两家碰头，谈得格外投机。我跟陆工把罗列出的问题一一协商解决，决定采用现有的感应式皂液机改装，用冻胶调整性能参数。

肖睿明家宝宝整个一粉妆玉琢的大阿福，坐在宝宝椅上，啥都抓了往嘴里塞，小脸糊得跟猫咪没两样。

我笑着说：“现在二胎放开了，要不要来个妹妹？”

陆工仿佛吓了一跳：“这个都带不过来了，再生一个？白送给我我都不要！”

仿佛是印证妈妈的话，宝宝又闹了，向陆工期待地张开两只胖乎乎的小手。

肖睿明一把抱了起来："又想去看鱼？爸爸带你去！"

小肚吃得溜圆的 Happy 也坐不住，两个爸爸带着各自的宝贝离席。我笑着问陆工："真不考虑老二呀？孩子有兄弟姐妹还是更好一些。"

"生两个当然好，可也得力所能及。"陆工给我斟满茶水，"生出来容易，带起来难！"她放下茶壶，"程医生，你们家两位是同行，多好，交流起来肯定特别顺畅！"

我眉毛一挑："哪有的事！该吵一样吵，还同行相轻！"

陆工直乐："真的？我还以为只有我跟肖睿明气场不对呢！"

笑了一阵，我说："你一直在秦总公司吗？以前怎么没见过？"

"不是，我是上个月才去秦总公司的。之前一直在外资公司做。有一次研讨会上，跟秦总谈得特别对路，他把我给挖过去了。"

"秦总公司运转得很好，他挖你，一定开了高薪。"我推测。

"那倒不是。不瞒你说，我现在的薪水跟以前的公司差不多，加上年底分红，可能还不如以前。工作量却比以前大很多。"陆工说道。

"那，你怎么肯？"我问道。

"因为有挑战！"陆工端起茶杯，"在原来的合资公司，我虽然已经做到高管，但大部分工作方案由美国总公司制订，我们只是具体执行。现在的公司，秦总只给方向和要求，其余几乎全部放手，就像给自己做事一样。"

这一番话说得于我心有戚戚焉："对，工作得找到感觉，否则钱再多也不好玩。"

"只是，女人又要工作又要管家，真的很难平衡。"陆工接着说道。

我非常赞同："是啊，家庭工作一肩挑，纯粹是瞎掰。"

陆工乐不可支："你也这么说？我觉得你平衡得挺好的呢，我妈看病特别相信你。"

她妈不就是肖睿明的丈母娘吗？我马上想起她老妈讲的那些话，讪讪地不知接下去该说啥。

陆工笑了几声："你肯定知道，一个月前，我们大闹了一场，差点离婚。"

她这么一提，我更不好接话了。

陆工继续说下去："我妈的脾气你肯定见识过，其实，她也很辛苦。我念中学的时候她就下岗了，我爸为了多挣点钱，去中东劳务输出，伊朗待过，也门也待过，爸爸妈妈十多年不在一起，妈妈一个人带我。我妈对我要求特别严格，考试考得不好，拿家里的痒痒挠死命抽手心。不过，现在我也理解了，她希望我出人头地。后来我上了大学，又念了研究生，工作上一直还过得去。认识肖睿明的时候，我俩都快30岁了，都是大龄青年。"

"理解。"现在医生必须读到博士毕业才能留在大医院，然后考虑成家立业，真正三十而立。

"刚结婚时挺好的，下班回家先去我妈那里吃饭，吃完回自己小窝。生了宝宝后，一切天翻地覆。那时候我妈正好生病开刀，婆婆从江西过来帮我们带孩子。我的天！谁说孩子是爱情的结晶？明明是婚姻的照妖镜！我又要带孩子又要管老妈，还要跟婆婆相处，日子简直不堪回首。

"尤其是婆婆，我也知道她人很好，真心疼孙子，但生活和饮食习惯实在没办法融合，这些还能勉强忍受。关键是理念相差太远。我跟小肖都忙，她来不及做家务，厨房、卫生间都脏死了，我要请保姆，她死活不肯，怕花钱。我只要一提，她就说亲家母不能来弄弄？我妈自打心脏开刀后，性格也变了，越来越作，我哪里能喊她到我家拖地板、擦马桶？再说，我妈对我们也尽心尽力了，把家里的积蓄全部提出来支援了我们的婚房。他们都老了，现在就靠一点退休金。那些钱可是我爸攒下的辛苦钱。

"我家里家外心力交瘁，两年多来一直磕磕碰碰，实在撑不住了。跟小肖发了一大通牢骚，跟他摊牌，没法再跟他妈过，要不让她回老家吧，我索性请住家保姆。结果你猜怎么着？小肖跳了起来，说我妈人生地不熟在上海带孩子这么久，我怎么跟她开口？你妈是妈，我妈不是妈呀？你妈每次看病都叫我安排好，还非让我陪诊，每次完事了我在高架桥上飞车赶回医院，你知道不知道？”

铛铛铛，锣鼓响！家庭大战正式拉开帷幕，俩人先从卧室里闹翻，然后双方老太太纷纷以委屈的眼泪加入战场，情绪之激烈，场面之火爆，形势之严峻，等同于火星撞地球。

“家里闹归闹，班还得继续上。就在那时，我遇到了秦总。”陆工捋了捋头发，“秦总盛情邀请我，我很心动，但这毕竟是大事，需要慎重考虑。家里乱成一锅粥，我跟小肖剑拔弩张，婚姻命悬一线。那是我永远难忘的时刻，工作和家庭，同时走到十字路口。烦躁了很多天，我胸闷气短，跑去你们医院看病，医生说，你不是心脏病，是心病，建议我去看心理咨询门诊。我没时间，也拉不下脸。误打误撞买了一本心理书，心身疲惫地跑去咖啡馆翻看。”

灯火阑珊，陆工从这本书中学到了两个异常珍贵的字：界限。

掩卷之后，陆工约刚下手术台的肖睿明来咖啡馆谈心。

谈什么？就谈两个字：界限。

家庭生活的大部分矛盾，其实是模糊了人与人之间的界限。尤其是母亲对于孩子。孩子大了，但母亲依然认为孩子是自己的私有财产。婆婆舍不得他们花钱请钟点工阿姨，因为潜意识里，她认为自己可以支配儿子家庭的财产，我舍不得浪费，你们也不允许浪费。自己妈妈每次都让女婿上班时间陪着看病，因为潜意识里，女婿是我女儿的丈夫，那么也是我的孩子，我的事就是你的事。

“我们之间也模糊了界限。”陆工对她的丈夫说，“我们都错了，婚姻是我们两个人相爱，我爱的是你，不是你妈妈。当然为了你，我可以尊重、爱护她，但并不意味着我要牺牲自己去迎合她的心意。你也不必冒着高架桥上飞车的危险，每次陪我妈去看病。”

我一边听，一边不停点头。

“在我妈这个问题上，我要检讨。我妈有她的道理，错的其实是我。我没有做好你跟我妈之间的缓冲。我妈让你每次陪着去中山医院看病，你是女婿，不好意思回绝，应该由我跟她谈。母女之间没有隔夜仇，我说的话她应该能理解。我们应该调整对待亲人的方式，把他们当作密切的陌生人。

“我们总是对陌生人很客气，我们不会跟陌生人发生争执。因为，他们与我们之间有意无意维持着一定的界限，不会干预我们的想法和做法。

“而家人呢，他们为我们做了那么多，我们却觉得他们不如陌生人好相处，因为关上家门，界限模糊了。孩子是我的，心情不好可以随便打骂。老公也是我的，想怎么呵斥就怎么呵斥。我的事就是你的事，你不是爱我吗？那我爸妈就是你爸妈。其实，相处再融洽，对方的父母也不是自己的亲生父母。不如维持应有的界限，尊重、礼敬，让婚姻回归到婚姻的本质。”

我觉得陆工讲得太好了。用这个视角去分析，我们在医院看到的那些被迫的孝子，也都是应有的界限消失了。生病是很痛苦，但不能把自己的所有意志强加在下一代身上。而隐私和自由被侵犯的孩子，其内心深处并不是自愿的。短期还能坚持，时间长了，就一定会产生家庭矛盾，得不偿失。

“然后？”我试探性地看着陆工。

“然后嘛，小肖做了他父亲的工作，我公公深明大义，男人在大方向上比女人明白。公公婆婆回江西的时候，我给他们和老家的亲戚准备了厚重的礼物。老人没有必要一定给我们带孩子，他们确实辛苦了。还答应他们以后春节尽量回上饶团聚。毕竟平时跟我爸妈在一起。

“随后，我跟自己老爸也深谈了一次，让他管住我老妈。给他们手机上下载了你们医院的 APP，教他们怎么预约你的专家号。”

这点我也不能不更赞同了。都说“老小孩”“老小孩”，其实，老人真的跟孩子一样，需要我们的指引。没有人认可孩子可以不学习，但往往忽视帮助老人与时俱进。实际上，老人只有不断接触和接受新鲜事物，才能融入这个飞速前进的社会，不至于孤单、寂寞和无助。

“看病不是事，让你妈直接来找我。”我招手喊服务员添加茶水，“那现在谁带宝宝呢？”

“请了个白天保姆，上午半天送早教班，阿姨搞卫生做饭，下午阿姨带孩子，我爸妈过去看着。宝宝还有半年就上幼儿园了，应该更好带了。”陆工说道，“一个屋檐下只能有一位主妇！现在，家里老小的事情全部在我手上，事情是多了，但却比以前轻松。”

她调皮地对我眨眨眼：“因为心不累！我现在发现，家务也跟工作一样，话语权很重要！”

“陆工放心，你这么能干，秦总一定给你话语权！”我笑起来。

陆工也笑了：“程医生，我叫陆芳菲，你喊我芳菲好了。”

服务员过来了，两大两小也回来了。

肖睿明说：“你俩聊得很开心嘛！都说了啥呀？”

芳菲接过宝宝：“说对亲人也要保持距离感，夫妻之间也要做最熟悉的陌生人。”

“噢！”肖睿明把宝宝椅拉近桌子，“是得做最熟悉的陌生人，你先把工资卡和奖金卡还给我？”

陆芳菲对着她老公巧笑倩兮 ：“亲爱的，谈钱多俗呀！阿拉纯粹一点，只谈感情好不好？”

第五章 | CHAPTER FIVE |

铁打的心包，流水的积液

高血压突变低血压？蹊跷了

中午开完科会，我随便扒拉了几口盒饭，扯过听诊器跑到诊室。跟往常一样，尽管还没到开诊时间，诊室门口的椅子上已经坐满了来看病的人。有好几个人跟着我走进诊室，这些都是候着想加号的。

我自顾自打开电脑。等他们争先恐后一个一个讲完了，我尽量舒缓眉头："真的非常抱歉，今天我有事，没办法加号了。"

医院的专家门诊可以自己限定就诊人数，这让很多挂不到号的病人和家属很纠结。但其实这是一项非常合理的规定。因为医生的精力和体力不是无限的，超负荷运转会降低医生的思考能力，也是对病人的不负责任。尽管如此，设身处地地想想病人辗转求医的艰难，我平时一般都尽量给加号。但是，今天真的不行。脑子里一想到那两桩糟心事，我的心就揪了起来。

围在旁边的病人和家属毫无去意，仍然七嘴八舌在努力："给我们加个号吧！我们从很远的地方过来的！""加个号吧，我们等半天了。"

就在这时，我带的研究生韩晓进来了："吵什么呀？别吵了，请大家到外面去！"韩晓把他们统统拦到门口。但有一个人硬是挤了进来："程医生，是我！是我呀！

我上午就来了，排了一个多小时队，轮到我的时候，号正好没有了！”

我定睛一看：“老浦，我今天真的有事，您先去普通门诊配点药吧。”

老浦是我的老病人，在我这里做高血压随访有三四年了。高血压病人除了遵照医嘱服用降压药之外，还要控制饮食、加强锻炼。老浦 50 岁上下，是一位人民武警干部，吃药非常听话，可就是管不住嘴，换了好几茬降压药，好不容易才勉强把血压控制在正常范围内。

“不行不行不行，我得找你看！”老浦一边说，一边毫不见外地关上门。韩晓那一米六的小身板儿哪能挡得住身高一米八、体重二百斤的他，眼睁睁地看着他堂而皇之地坐到我面前的椅子上。

“老浦，您这两个月血压控制得还可以，今天就别添乱了。”这个老病人太熟稔了，我眼睛都不瞅他，想直接打发他走。

“程医生，我不是血压高，我血压低！”老浦瞪大眼睛，“我从前天开始，不晓得怎么搞的，血压哐啷一下子掉下去了！”

“哦？”这下我得正眼瞧他了，虽然血压偏高不是好事，但从医生的角度来看，血压下降更需要警惕，“怎么个低法？”

“我不是血压一直‘扣克扣’（沪语，正好、临界的意思）吗？上面 130 到 140，下面 85 左右。前天，我忽然觉得人没什么力气，还以为血压又高上去了，赶紧量了一下，上面 110，下面 70！我还想，怎么血压一下子变得这么漂亮？就没怎么在意。结果，昨天还是没力气，早上又量了一下，上面 100，下面才 65！我这个血压发神经病了吗，你帮我调药调了那么久，好不容易才正常，现在怎么自己直线下降呢？血压这么低，我就少吃了一颗降压药。但是，今天早上一量，上面 95，下面 60！我想这下糟了，怎么药少吃了一粒，血压还继续往下掉？今天索性不吃药，一早上跑来排队挂你的号，还没挂上——刚才，在大厅里又测量了血压，完蛋了，下面变成 55 了！”老浦一边说，一边拿餐巾纸擦汗。

老浦的一连串数字让我暂时忘记了自己的烦心事。人体的各部分组织脏器靠血液维持正常运转，循环系统就是人体的水利网，心脏是核心水坝，从心脏发出的主动脉沿着脊柱左侧从上到下不断分支，从粗到细，由近至远，把血液输送到人体各个部位。只有在一定的压力状态下，才能推动血液在血管内流动，这个压力就是血压。维持血压需要正常的心功能，心脏就好比是一个动力泵，射出血液时赋予动能，保证血液的压力。

医学上测量的血压分为很多种，我们通常所说的血压指的是动脉血压。

心脏射血是脉冲式的，因此，血压分为射血时的最高值和射血间期的最低值，称之为收缩压和舒张压。测量时，两个测值之间用“/”隔开。

既往我们认为从上臂测量的收缩压的正常范围是 90 ~ 140 毫米汞柱，舒张压的正常范围是 60 ~ 90 毫米汞柱。

而 2017 年美国心脏协会（AHA）更新的诊断标准更为严格，定义收缩压 / 舒张压≥ 130/80 毫米汞柱即为高血压；收缩压 130 ~ 139 毫米汞柱，舒张压 80 ~ 89 毫米汞柱即为 1 级高血压；收缩压 / 舒张压≥ 140/90 毫米汞柱为 2 级高血压。

总而言之，血压过高或者过低都不利于生命健康。

按老浦所言，他现在的血压已经低于正常值。对于这么一个大胖子，而且是多年高血压病人，那肯定是什么地方出了问题。

我马上给老浦又量了一次血压，真的很低，90/55 毫米汞柱。我一边看着老浦，一边脑子飞快旋转：“您这几天感冒受凉过吗？”

“好像没有啊。”老浦说，“就是没力气。”

“胸闷、胸痛吗？”我继续问。

“有的，不过不是一直痛。程医生，我就是出汗很多，不晓得怎么搞的。”老浦又掏出餐巾纸擦汗。

“老浦，您去看急诊吧。”我说，“您的血压问题需要排查。您看，我给您加号，您得等到最后，那时候估计也没法做检查了。”

“我不要看急诊，你给我加号。”老浦的脑袋摇得像拨浪鼓，“体温计？哎，我这两天倒真的有点低热，你怎么知道的？”

“听我的，先去看急诊，我觉得您……”话还没说完，门又被推开了。

韩晓小步蹿到门口：“干啥干啥？没挂到号？不行！程医生今天不加号！”

“程蕾蕾！我是周老师！”门口的人没法进来，索性大喊起来。

这是哪路大神啊？居然直呼我的大名？韩晓一开门，我盯着来人看了三秒钟，赶紧站起来，毕恭毕敬：“哎呀，周老师，好多年没见啊！您坐！您坐！您有啥不舒服呀？”周老师不肯落座：“程蕾蕾，我可找到你了，我要加号！”

“那必须的呀！周老师，您的医保卡呢？”我赶紧打开工作站，“号加好了，不过，真不好意思，前面病人多，您得等会儿。”

“没关系，我今天能看上病就行。”

周老师走出门，老浦不依不饶了：“哎，凭什么他能加号，我也要加！”

我一时半会儿没法解释：“您非要加就给您加，不过轮到您时，医院估计快下班了，您还是得去急诊做化验，自己弄晚了可别赖我啊。”

老浦一出门，韩晓一把把门关上。

我看着韩晓，叹了口气：“怎么样？”

韩晓嘴一扁，低下头，眼泪吧嗒、吧嗒掉了下来。

这就是我的第一桩烦心事。韩晓即将毕业，尽管各方面表现都很出色，但因为是专升本，被我院的硬性规定拦住了，不能留院。我已经带她找过人事处的储老师，但可能性微乎其微。

这孩子身世很特别，我实在于心不忍。韩晓来自陕西，她出生后不久，就被送给姑姑、姑父带，后来又过继给了她的舅舅、舅妈。她就这样辗转在不同的家庭，逐渐长大。韩晓从很小的时候就尽量勤工俭学，对哪个父母都不能任性自如地伸手讨要生活费。最后，她居然还以优异的成绩考到了上海。作为导师，我希望她能顺顺利利地留在中山医院当医生。但现在，预先设想好的计划被搞得乱七八糟。这可关系到孩子一生的发展啊！

脚肿：不能忽视的大病小信号

我忽然想起韩晓前几天拿给我看的一份病例还在白大褂口袋里。那个女病人是她老家的，冠状动脉病变非常严重，得做手术。但这孩子现在求职遭遇沉重打击，从昨天焦虑郁闷到现在，还是让她先回宿舍休息吧。

整个下午，我一边看病人一边注意时间。

到四点半的时候，总算轮到了加号的周老师。

我跟周老师互相打量，内心感慨万千。

“周老师，您心脏怎么不好呀？”

周老师却没有接我的话茬：“程蕾蕾，你出息了。”

我笑了起来：“周老师，在专家门诊工作就算出息了吗？这都毕业 20 年了，您的学生都在专家门诊啦！”

“嗯嗯，这倒也是。”周老师点头，“你们毕业 20 年，我也退休 20 年啦。人老啦，不中用了，我的心脏现在一塌糊涂！”

“不可能吧！”我说。

“是真的。”周老师开始叙述病史，“你们这个班我记得特别清楚，你们是

1997 年毕业的吧？我正好就是那年做的心脏手术。”

“啊？您做了心脏手术？”我太惊讶了。

周老师名讳震寰，是我的大学体育老师，也是对我的人生影响深远的恩师。我得以在复旦大学附属中山医院工作，全赖他的教导和帮助。

如果没有遇到周老师，真不知道我的人生会是怎样。20 年前，中山医院大概不会录取我做住院医生。如果当年没留在中山医院，我现在会在哪里呢？是不是还在当医生呢？真的很难说。人生虽然漫长，但关键的拐点也就是几个人和几件事，凑巧碰上了，就决定了后来前进的方向。

我拉回思绪，赶紧了解周老师的病史。

周老师是在我院心脏外科做的手术。这些年来，间断在我院随访，病史资料相对齐全。

20 年前的一个冬日，他在脱袜子的时候无意间发现自己双侧脚踝水肿，用手指摁了一下，居然出现了一个凹陷，久久不能恢复！

下肢水肿可不是小事。全身各个系统的很多病变都可以表现为下肢水肿。实际上，一位医生能将“水肿待查”鉴别诊断清楚，就可以说他已经达到相当不错的水准了。拿我们内科学的博士入学考试来说，“试述下肢水肿的病因”绝对是题库中的保留节目，屡考不落。

那么，人为什么会出现下肢水肿呢？

《红楼梦》里，贾宝玉说女孩儿是水做的。这话失之偏颇，所有人都是水做的。

无论男女，人体内的水分都占到体重的 2/3。其中，将近 1/5 的体重是分布在各种脏器组织间隙内的水分。当储积在组织间隙中的水分增多时，就表现为水肿。水肿分为局部水肿和全身水肿，病因五花八门。

心脏是统管全身血液循环的司令部，当心功能减退的时候，会表现为浮肿。此时水肿首先出现于身体的下垂部分，也就是双侧下肢。一般来说，如果是心脏病引发脚肿，病人一般都会有比较明显的心脏病病史，还会有诸如肝肿大、压痛等症状。

此外，各型肾炎和肾病、肝硬化也会引起水肿。而对于老年人，慢性营养不良和甲状腺功能减退也是需要排除的导致水肿的常见因素。

如果上了一点年纪的老人没有其他症状，仅仅表现为下肢水肿，还有一种可能就是下肢静脉瓣功能不良。

大家都知道，人往高处走，水往低处流。可是，人直立行走，为什么下肢的血液能与地心引力抗衡往上回流到心脏呢？那是因为下肢静脉内有许多个静脉瓣，就是在腿部静脉血管壁上有很多个兜面朝上的小口袋，保证血液只能往上流动。血液一旦向下坠，就会被这些小口袋给兜住。但在长期站立工作、重体力劳动、妊娠、慢性咳嗽、长期便秘等情况下，静脉瓣会遭到破坏，导致静脉瓣提托血流的功能受损，这时候就会发生下肢水肿。

尤其是老年女性，因为长时间站立做家务以及生儿育女等因素，下肢静脉瓣功能衰退，年龄越大，脚肿的现象越常见。

所以说，别看脚肿十分常见，其中的门道却很深。

周老师当年发现脚肿时，虽然没有特别不舒服，还是去了医院就诊。一做化验，发现血液里的 N 氨基末端脑钠肽前体（NT-proBNP）特别高，这个指标反映的是心功能下降的程度，从这个指标来看，他已经发生了心力衰竭。

心力衰竭简称心衰，又称为心功能不全，指的是心脏的收缩功能和（或）舒张功能发生障碍，无法有效维持全身血液循环的病变。这并不是一种特定的心脏病，而是心脏疾病恶化的终末阶段，是各种心血管疾病恶化发展的最终结果。

可是，作为一位大学体育老师，周老师一直到 60 岁退休那年仍然身强体壮，跑步、游泳丝毫都不输给念大学的小伙子，从来没生过什么病，高血压、高血脂和糖尿病也一概全无，心功能怎么会衰竭呢？

缩窄性心包炎：可能逃不过一剪子

我一张一张翻看周老师的病历。

当局者迷，旁观者清。有些疾病回头看更能厘清线索。周老师虽然一直没有明显不适，但在发现水肿的前几年，心电图提示心室低电压。

心电图是心血管疾病的首要检查手段。这项技术简便价廉，操作容易。有的人瞧不起它，觉得它便宜简单，检查不出啥。这种看法是完全错误的。别看心电图只是几条弯弯曲曲的线条，它对各种病变都有提示价值，是进入心血管疾病治疗大门的最物美价廉的敲门砖。

自然界的一切生物体都能产生电，这种由生物体产生的电称为“生物电”。生物电是由生物的器官、组织和细胞在生命活动过程中发生电位和极性变化而形成的。医学上根据这个原理研发了很多仪器，从生物电的变化角度来检测组织器官的功能是否正常。大家比较熟悉的有骨科的肌电图、神经科的脑电图、眼科的视网膜电图，而最广为人知的就是心血管科的心电图。

心脏结构是立体的，在人体不同部位放置电极就能记录和反映心脏的电活动。心脏电活动的强度用电压来表示，过高、过低都不好。心室高电压多见于高血压、肥厚型心肌病等病变，而低电压可见于心包病变、肺部疾患等。

不过，心室高电压及低电压也可见于正常人。

虽然周老师当年体检时发现了心室低电压，但因为身体没有什么不舒服，体检医生又考虑到他是一名体育老师，胸肌比较发达，心脏生物电传导的时候阻力比较大，出现心室低电压有合理的解释，就当成是正常生理现象，没有深究。

但经过系统检查之后，周老师的心脏病确诊了，才意识到之前心电图上出现的心室低电压其实是心脏病变露出的蛛丝马迹。

周老师得的是缩窄性心包炎。

心脏位于胸腔正中偏左，其大小跟本人的拳头差不多，整体形态上面大下面尖，好似一个倒放的桃子。这个“桃子”的重要性不言而喻。既然地位崇高尊贵，当然不能赤身裸体——心脏的表面覆盖着心包。

心包分为两层，从外到里分别是纤维心包和浆膜心包。纤维心包为单层，较坚韧，好比是穿在最外面的皮衣。浆膜心包其实有两层，一层紧紧覆盖在心脏表面，叫作脏层心包；在这之外还有一层，叫作壁层心包。这两层浆膜心包之间的空隙，叫作“心包腔”。浆膜心包就好比心脏先穿了一件贴身的“棉毛衫”，然后又套了一件“衬衫”。正常人的“棉毛衫”与“衬衫”之间有少量浆液，起润滑作用，能减少心脏在搏动时的摩擦。

心包也会发生病变。心包疾病分为很多种，其中最常见的是心包炎。由于病毒或细菌感染，全身性疾病累及心脏、胸腔内病变迁延到心包以及物理化学等因素影响，“棉毛衫”与“衬衫”之间的液体增多，就形成了“心包积液”。

根据心包积液量的多少以及性质的不同，预后大相径庭。有些可以自愈，心包积液慢慢被吸收，“棉毛衫”与“衬衫”恢复如初；有些则会造成极其严重的后果。

人体内的液体，哪怕看上去清澈透亮，当中也都含有蛋白质、糖、电解质等成分。有些心包积液病人，像周老师，其心包积液在病变过程中逐渐实化，纤维蛋白沉积，多核白细胞聚集，“棉毛衫”与“衬衫”互相粘连、组织增生，严重者最外面的“皮衣”也随之粘在一起，变成一层厚重、钙化的组织。几层僵硬的衣服厚重变形，成了一副坚硬的盔甲，进而妨碍心脏的自由活动。这就是缩窄性心包炎的病理。

严重的缩窄性心包炎会让可怜的小心脏被禁锢，心脏的活动余地受到局限，就好像在一个核桃里面搏动，前后、左右、上下都无法舒展；更糟糕的是，如果大血管与心脏连接的地方，比如上腔静脉、下腔静脉与右心房交接之处，心包也显著增厚，让这两根大血管回流到心脏的接头部位被禁锢，血液不能顺畅地回流——好比衣服的领口和袖口都被死死勒住，让人喘不过气来，就会造成全身淤血、水肿。肝淤血造成肝肿大、肝功能异常、黄疸；胃肠道淤血引起消化功能下降；后期引起肢体浮肿、腹腔积液和胸腔积液。

总而言之，缩窄性心包炎的本质就是心脏原本松软柔韧的包膜变成了铜墙铁壁，把心脏关进了牢房。而缩窄性心包炎的典型心电图表现为心室低电压。

“哎呀！”周老师听了我的解释，懊恼不已，“我当时怎么没找到你呢？当时要是你给我看病，我是不是就早发现早治疗了呀？”

我很遗憾地摇摇头：“就算当时早诊断出几年，治疗手段还是一样的。”

急性心包炎伴发大量心包积液对心脏造成严重压迫的时候，可以做心包穿刺。从心尖部肋间隙或者剑突下用穿刺针将过多的液体引流出来。而在慢性心包炎的演变过程中，用药未必能阻止病情恶化，最终还是要采取心包剥脱术。

心包剥脱术是目前治疗缩窄性心包炎的唯一方法：打开胸腔之后，将增厚、钙化的心包剥离、切除，将心脏从禁锢当中释放出来。但心包粘连的病变程度超乎人的想象，有些钙化明显的心包要费力剪很久，操作起来并不容易。而且，在剥离的过程中还要注意对心腔和大血管根部的保护，并不能把心脏剥脱得跟常人一样。所以，有些病人术后还会出现下肢浮肿、乏力、气短等症状。

不过，心包剥脱之后，至少大血管与心脏连接的关键部位的束缚被解除了。残留的症状可以再用药物调理。

经过我长篇累牍的解释，周老师总算放心了，“原来是这样，那就按照你的意见给我开药吧！”

我正要开药，周老师又发问了：“程蕾蕾，这些年来，我始终没想明白，我怎么这么触霉头呢？我好端端的一个运动健将，怎么得的缩窄性心包炎呢？”

“嗯，这个嘛，”我回答道，“您肯定得过心包积液，后来心包积液没有完全吸收干净。”

“我的心脏以前从来没有出过毛病。”周老师摇摇头，非常肯定。

在我国，缩窄性心包炎主要是由结核引起的。结核病是由结核杆菌感染引起的慢性传染病。结核菌可能侵入人体各种器官，主要侵犯肺脏，所以我们最常听到的是肺结核。其实结核也可以侵犯心包，导致结核性心包炎。有些结核性心包炎病人并不会出现明显症状。所以，周老师也可能是年轻的时候得了结核性心包炎，但当时医疗水平有限，大小伙子有点不舒服根本不在意，而心包病变就此扎下了根。

“我从来没得过结核。”周老师继续大摇其头。

我只好跟他解释，虽然现在医学科技飞速发展，但我们对疾病的认知依然极其有限。既然已经确诊是缩窄性心包炎，重要的不是追根究底非得查明原因，而是要根据具体情况有效治疗。

周老师听了点头称是：“嗯，你说得很对。你是医生，你做主！”

我赶忙说：“周老师，今后您可以一直找我随访病情。当年如果不是您，我的成绩单上肯定红灯高挂！”

这句话一说出口，前尘往事立刻在脑海里浮现。

二十多年前，我在偏居上海西南的母校上海医科大学读书。那时候，徐家汇除了东方商厦和第六百货，其余的高楼都还没矗立；宽阔的肇嘉浜路正在修整马路当中的绿化带；学校西园食堂差不多六点准时关门，小卖部也差不多这个点儿收摊，所以宿舍里得常备中萃牌雪菜方便面；傍晚时分，女生扎堆排队拎着热水瓶去打开水。上海的天空碧澄万里，每当夜色降临，对面宿舍的男生打开窗户，拨着吉他一首一首弹唱，嘈杂喧哗。

我们上医历史悠久，学术氛围浓厚，当年我们都是怀揣白衣天使的梦想，夜以继日刻苦攻读。青葱岁月的同学们单纯快乐，只有悲催的我时常在体育课上手足无措地站在东院的大操场上。

下午的体育课接近尾声，其他同学老早完成任务，都在自由活动。

只有我还在白色的起跑线旁边垂头丧气。

彼时，周震寰老师是我们班的体育老师。他双手背在身后，慢慢踱步，一会儿踱到我左边，一会儿踱到我右边："程蕾蕾，你说，你该怎么办？"

老天爷，我还能怎么办？我除了低头拧衣角，还能怎么办？！

"你说说你，跳木马吧，一路狂奔，讲了多少次，临近木马时要身体前倾，双手用力支撑，用力飞跃，你倒好，一屁股坐在木马上，下不来！

"跳高吧，那根竹竿是活的呀，怕什么怕？不会把你绊倒的，就算把你绊倒，下面还有海绵垫，担心什么？干吗每次都跑到竹竿前掉头就走？

"扔实心球更可怕，扔不远也就算了，怎么可能眼睛一闭方向都找不到了？居然能把实心球扔到后面，真是服了你了！"

那是我的一大创举，后来凡是轮到我扔实心球，同学们纷纷以我为圆心轰然作鸟兽散。

"这些都算了！只要有一次勉强达标就算你通过考核。"周老师踱到我面前，"可这个50米不行啊，你比达标时间还差2秒，这学期都快结束了，你总不能不达标吧？"

我无言以对，继续低头拧衣角。反正从小到大，我短跑从来没有达标过，至于及格，那是连想都没想过。还好那时候高考不计体育成绩，否则保不准连大学都读不成。

"你想想办法呀！"周老师苦口婆心，"可以一早一晚来大操场多加练习！"

然后，他眼睛一瞥："怎么不穿钉鞋？你穿上钉鞋再跑一次！"

我刚想分辩，周老师已经小跑到终点线了，示意我"各就各位"。

我没办法，慢吞吞地找了一双最小的钉鞋套上。

在等待周老师发令枪响的时候，时间仿佛停滞——我也想达标的呀，我保证，这个世界上没有人比我更想 50 米达标了！

“砰！”随着发令枪的响声，我闻声而起，随后一个踉跄，摔倒在跑道上！

我的脚比较小，钉鞋没有我的码，我勉强套了一双 36 码的，起跑的时候，一只脚迈开了步伐，另一只脚的鞋子却被钉在地面上！

周老师虽然教学经验丰富，但我这样的学生他恐怕没遇着过。

他踱步到起跑线，我小声嘟囔着解释：“我没有合适的钉鞋。”

周老师抬起头来，以 45 度角仰望天空，过了好一会儿，说：“那你打算怎么办？”

我小心翼翼地说：“我能光脚跑吗？”

周老师再次抬头以 45 度角仰望天空：“可以。”

我虽然跑步不行，察言观色还可以：“周老师，我每次听到发令枪就打怵，我能不能先跑，然后您再打发令枪？”

周老师第三次抬头以 45 度角仰望天空：“可以！”

然后，在我们孕育培养了无数中国医学大家的上海医科大学的大操场上，有一个小个子女生，光着两只脚，蹲身在 50 米跑道的起跑线上，大喊一声：“周老师！我起跑啦！”

站在终点线的体育老师随着她的喊叫打响了发令枪。

南方的夕阳照耀着大地，大操场旁边的法医楼和药学院教学楼、东面的中山医院外科大楼和稍远一点的上海儿童食品厂厂房，沐浴在阳光下，呈现出金色的鳞光。阳光也照耀在我身上，照耀着我光着脚丫卡着达标时间冲过了终点！

大家可能看到这里会发笑，哎哟，医学院的体育老师，不能打点马虎眼放放水嘛。可是，我的大学体育老师周震寰是田径金牌教练，最擅长的就是短跑，他上了跑道就仿佛一道闪电。

3 毫米心包积液引发的大反转

往事历历，让我唏嘘不已。直到目送周老师离开，我的心情还难以平复。我多么希望能像周老师这样，关爱扶持自己的学生。可是，韩晓留院受阻，我该怎么办呢？职业习惯还是让我自觉定了定神，把排在最后的老浦喊进来。

老浦的神色有些萎靡。给他听诊完心脏，我心里更有底了，又给他量了一次血压，还是老样子。我飞快地给老浦开了心电图和心脏超声检查单，让他赶紧先去做心电图，做完心电图不要回诊室，直接到心脏超声诊断科找我。马上就要下班了，抽血化验肯定来不及，得抓紧时间先把能证实诊断的检查完成。

关上电脑，我下楼打开心脏超声诊断科 2 号诊室的门。咦，韩晓居然坐在里面，超声诊断仪还开着。

我很奇怪："韩晓，你没回去休息？"

正在想什么的韩晓被我打断了思绪，抬起头来："今天科里有老师临时请假，让我下午来顶班。"

"嗯。"我点点头。

韩晓接着问道："老师，您怎么还没下班？"

就在这时，老浦拿着心电图报告来找我了。

我瞄了一眼，果然不出所料，既往因为高血压，他每次的心电图结果都是高电压，今天却变成了低电压。老浦有些难为情："程医生，不但麻烦你加号，还要让你加班检查。"

我拿起心脏超声检查探头，一边往探头上涂耦合剂，一边跟老浦开玩笑："让您去急诊您就是不去，现在客气啥？下回来点实际的！哎哎，您上床慢点啊，不疼吗？"

老浦应声一捂胸口："真的疼！奇怪了，每次躺到床上的时候，胸口就疼！"

韩晓看我要给老浦做检查，麻利地打开诊断报告系统："老师，我给您打报告！"

做完检查，老浦小心翼翼地爬了起来："程医生，我到底得了啥病？"

我没回答他，看着韩晓说："你来分析一下，发现高血压十年，服用降压药四年，血压控制尚可；三天前无明显诱因血压降低，并出现胸痛，与劳力程度无明显关联，与体位变动相关；同时还伴有发热、胸闷和出汗。你说说看，是个啥情况？"

韩晓微微偏头努力思索："高血压莫名其妙变成了低血压？"

"嗯，还有，这是他的心电图和心脏超声图像，你看看。"我把检查资料全部递给了韩晓。

"胸前导联全部低电压？少量心包积液？"韩晓继续考虑着，忽然眼睛一亮，"老师，他是急性心包炎！"

"答对了！"我从白大褂口袋里掏出听诊器递给韩晓，"你听听他的心包摩擦音，很典型！"然后，转身面对老浦："您马上去急诊，还要做化验。"

"急性心包炎？哦哦，"老浦似懂非懂，"严重不严重啊？"

"还行吧。就是需要一点时间恢复，快点去吧。"想了想，我又补充了一句，"心包炎好了血压还会上去的，到时候别忘了吃降压药！"

急性心包炎，就是心脏穿的"棉毛衫"和"衬衫"发生了急性炎症。这两层衣服之间的渗液增多，形成了心包积液。由于渗出的液体中含有纤维蛋白，两层衣服摩擦力增加，引发胸部疼痛。这种疼痛颇具特征，疼痛性质和部位变化多端，因为两层“衣服”之间的液体会随着病人的姿势变化流动，有的病人每次心跳都胸痛难忍。除了胸痛，同时还会伴发呼吸困难、低热、胸闷、大汗淋漓等症状。

医学知识博大精深，每个专科向纵深发展都没有尽头，就算博士毕业，临床经验的积累也才刚刚开始。很多急性心包炎容易被误诊为心肌缺血，尤其是刚刚发病的时候，心电图看起来很像心肌梗死。韩晓能给出准确诊断，挺不容易。这一方面是因为她勤奋好学，注重积累临床经验；另一方面，这孩子做事不怕苦不怕累，对于工作上的额外任务，从不推三阻四，也因此见识到了更多的病例。这个孩子符合很多成为好医生的标准。这两年多来，科里的同事们都挺喜欢她，可她却不能留在这个团体里工作，真是造化弄人。

韩晓重新看了一遍心电图和心脏超声图像，忽然皱起眉头：“老师，那这个人为什么会从高血压变成低血压呢？”

“因为心包渗出呀，”我指点着心脏超声仪器屏幕上的图像，“看，左心室后壁后方有 3 毫米的心包积液。”

“这么一点点心包积液，也会引起血压明显下降吗？”韩晓还是疑惑不解。

我又是赞许又是惋惜地看着她，能敏感地发现问题是医生的首要素质，对于不清楚的疑点一定要刨根问底，医生的一点点疏忽都可能让病人承受极其严重的后果，有时候甚至会让病人付出生命的代价。所以，对于所有线索和检查结果，至少我们自己要能解释得通。如果不能自圆其说，那势必存在隐情。

心包积液是一种相当常见的临床表现。每个人的“棉毛衫”和“衬衫”之间都含有 10 ~ 30 毫升起润滑作用的液体。当各种原因引起心包腔内液体的积聚超过 50 毫升时，即可诊断为心包积液。

心包积液说简单很简单，病毒和结核杆菌感染导致心包炎症的时候，液体渗出随之增加；如果不幸病原菌是金黄色葡萄球菌，就会引起化脓性心包炎，病情相当凶险；有些心包炎患者把临床上所有的检查都做了个遍也查不出原因，那是为数不少的“特发性心包积液”。医学上采用“特发性”这个词其实是粉饰太平。所谓“特发性”的疾病，就是我们竭尽所能也没弄明白原因的疾病。这个词不仅仅用在心包积液上，医学上凡是看到“特发性”的疾病，就准备头疼吧，因为看病讲究对症下药，而“特发性”就是找不到原因，其治疗自然也就缺乏针对性。除此之外，尿毒症、甲状腺功能减退、肝硬化、心肌梗死、各种恶性肿瘤以及结缔组织疾病，如系统性红斑狼疮等，都会引起心包积液。

把心包积液量化可分为微量、少量、中量和大量。由于心脏和心包被包在胸腔内，过多的心包积液只能向内压迫心脏，严重时导致血液无法回流，从而使血压降低，外周静脉显著充盈，这种情况需要紧急处理。而微量和少量心包积液通常不会产生明显影响。因此，如果没有特殊不适，体检时发现一点点心包积液根本不用担心。

但是，心包积液的危险性也不能完全根据积液量的多少来判断。譬如像老浦这样的情况，心包积液虽然不多，但由于是在短时间内急骤产生，心脏一下子无法适应，也会引起显著不适并造成血压降低。

还有就是对于全身性疾病，譬如系统性红斑狼疮，心包积液是一种异常灵敏的晴雨表。在日常心脏超声检查时，心包积液差个两毫米完全可以忽略不计，但对于系统性红斑狼疮病人，只要心包积液增加那么微乎其微的一点点，就是在提示病情发生了恶化，所以，对于这类患者，一定不能忽视心包积液任何微小的变化。

“这个感染也够厉害的，那么深，都跑到心包里面去了！”韩晓感叹说。

“是啊，而且，心包炎也会累及心肌。所以，就算积液量少也不能小觑。”说完这句话，我忽然想起来一件事，从白大褂口袋里掏出一叠资料，“韩晓，前天你让我看的这个病人，冠心病挺严重的，可能不止要放一根支架。”

韩晓仿佛愣了一下，接过资料：“老师，她在当地县医院做了冠状动脉造影，说血管狭窄的地方角度很大，只能做搭桥手术。”

我摇摇头：“血管狭窄的地方是有些麻烦，不过还是可以尝试的，这家陕西医院的水平跟我们肯定有差距。病人跟你什么关系啊？条件允许的话，来我们医院放支架。如果不治疗，很快会心衰的。”

“哦……”韩晓答应了一声。

我看了看手机，哎呀，时间快到了，得赶紧给老师打电话了。

在医院工作，除了在门诊和病房忙活，还要每天给各路亲朋好友，以及亲朋好友的亲朋好友提供医疗咨询，这些都是难免的。加之我一想到家里的那件麻烦事儿，立刻又把这个病人的事儿放在一边了。毕竟，医生不是不食人间烟火的神仙，也有常人的麻烦要解决。

就算你是一泡乌，妈妈也爱你

因为我们家没有老人同住，所以放假期间经常把 Happy 带到办公室做作业。去年假期的一个上午，我安排她在办公室完成老师布置的 PPT 作业，然后就去门诊了。忙忙碌碌好不容易结束了工作，去食堂拿了盒饭，准备回办公室跟 Happy 一起吃。

打开门，看到韩晓跟 Happy 坐在一起，Happy 一副扬扬得意的模样，韩晓则面红耳赤哭笑不得。

原来，我出门诊离开之后，Happy 搜集了一会儿做 PPT 的材料，大概是觉得挺难，小眼珠子一转，给韩晓发微信："韩晓姐姐，你来一下好吗？"天知道她怎么想出来的，居然要求韩晓陪她一起做科学作业 PPT！

韩晓是我带的研究生，小师妹有要求，当然满口答应，颠颠地跑到我的办公室。

做完 PPT，Happy 继续缠着韩晓陪她玩，玩什么呢？玩互相拍照，Happy 建议她先给韩晓拍照，发到微信朋友圈，接着韩晓给她拍照，也发到朋友圈。为了达到最佳效果，拍照的时候要摆出各种姿势。

韩晓一则要讨小师妹欢心，二则毕竟年轻爱玩，各种摆拍，Happy 还用手机美颜软件加胡子、加红脸蛋、加猫耳朵，做了一番修饰，发在朋友圈炫耀。

然后，轮到韩晓给 Happy 拍照了，Happy 慢条斯理地拒绝了！

韩晓晕了：“不是讲好互相拍照吗？！”

Happy 一脸镇定：“是啊，可是我现在不想让你拍了！”

韩晓急了：“哎，你怎么讲话不算话呀？”

Happy 振振有词：“对呀，我就是讲话不算话，跟你老师学的！你老师就讲话不算话！”

韩晓有苦难言：“你老妈没有吧？”

“有！”Happy 一边说一边还气愤地站了起来，“你老师说，我在小学毕业之前考出钢琴十级，就给我养一只小狗。我把十级证书考出来了，她给我养狗了吗？！”

Happy 从幼儿园大班开始学钢琴。孩子学习音乐有助于陶冶情操，而且弹钢琴是锻炼手指灵活度的最佳方式。大脑皮层大概三分之一的功能是对手指的控制。对于上了年纪的人，保持手指灵活自如还有助于预防老年痴呆。但是，小孩子练琴的确很辛苦，尤其是备考十级的时候，每天练习四五个小时，那时候 Happy 还没过 10 周岁生日。

为了激昂斗志，我诱惑 Happy，如果她能一鼓作气考出上海音乐学院的钢琴十级证书，就给她养一只小狗。

结果，她真的在四年级的暑假通过了考级，然后就嚷嚷着要养狗。

天地明鉴，我当时确实想给她养一只小狗，当时想得比较简单，大不了我起得更早睡得更晚，抽点时间去伺候它。养小狗也有养小狗的好处嘛，可以培养孩子的爱心和责任感。

在 Happy 第三次敦促我兑现诺言之后，医院动物房的兄弟两肋插刀，给我用药品纸箱送来一只毛茸茸的小泰迪。

这只小泰迪深棕毛色，圆溜溜的大黑眼睛，我把它搬到办公室的时候，它时不时奶声奶气哼唧两声，把全科的年轻医生都吸引了过去。

小泰迪到我家的那个晚上，Happy 乐疯了。看到小泰迪不到三分钟，她就给起了个昵称叫作“小团子”。嘿，还别说，这个名字又可爱又贴切。

然后，Happy 跟小团子就变成了强力正负磁极。每时每刻她都黏在小团子旁边，啥好吃的都人狗平分。晚饭过后，我大声呵斥了二十遍，她才不情不愿地回到自己房间做作业。

我一边洗碗一边往客厅里张望，生怕 Happy 不自觉溜过去。

临睡前跟 Happy 约法三章，必须做完作业才能跟小团子玩。Happy 貌似驯良地点点头。然而，知女莫若母，我知道她的小心眼儿肯定在乱转。那天累倒在床上的时候，我还在琢磨，看样子养小狗没那么简单，要对 Happy 严加管教，必须给她制定细则才能提高她的自律性。

结果还没等我想出细则，第二天，小团子就扎扎实实给了我一个下马威。

无论春夏秋冬，我每天都五点半准时起床。该洗洗，该涮涮，用两个多小时把一天的家务事完成十之八九，才能奔向医院。因为医院和家里劳动强度都极高，所以我每晚必须保证睡眠质量。幸运的是，每天晚上 10 点到次日早上 5 点半，我都是眼睛一闭到天亮，保证满格充电。

这天凌晨，没等闹铃响起，我自己醒了。看了看闹钟，咦，怎么才四点半？

几秒钟后大脑清醒，听到一阵阵轻轻细细奇怪的声音。“嗯尼～”过了一会儿，又听到“嗯尼～”。我们小区闹中取静，虫鸣鸟叫都异常清晰，这声音从哪里来的？等听到第五声“嗯尼～”，我陡然明白过来——是小团子！

铁一样的事实证明，养小狗绝对不逊于养小孩，它饿了要吃，渴了要喝，每天拉屉屉。这些也都算了，坑爹的是，它还有非常强烈的情感需求！只要放学了，它就各种“嗯尼～”，千方百计勾引 Happy 陪它说话、玩耍。更要命的是，每天早晚都要出去遛弯，否则屉屉就到处乱拉！

拉扯了两天小团子，我整个人都散架了。只好跟 Happy 说，妈妈每天都要上班，能养活就你不错了，小团子真的养不成了，否则妈妈会过劳死。第三天傍晚，我们给小团子喂了最后一顿奶，把它送给了同事潘老师。

当时跟 Happy 解释为何我们家不能养小团子的时候，她貌似理解了。但送走小狗之后，她哭得那个天昏地暗呀，我都担心她会不会出现抑郁情绪。

后来，小狗这件事就永远成了我这个当老妈的把柄。尤其是 Happy 上了初中步入青春期后，她的知识面广了，小花花肠子多了，动不动就顶撞我，隔三岔五不听话，还理直气壮地把小团子抛出来，指责老妈不讲信用、没有爱心！

孩子小的时候很操心，没承想大了更麻烦。这个学期她放学回家总是心心念念想着玩手机，讲了很多次都不听。结果刚刚结束的期末考试总评居然只有“C”！虽说 Happy 上的学校是上海 TOP 10，但初中第一个学期的总评在 ABCD 四档中竟然位居第三档，我简直呆了！现在该秋后算账了吧？！

昨晚，在盯着学校成绩查询网页的那几秒钟内，我已经在脑中像走马灯一样把 Happy 如果书念不好会发生的可怕遭遇想了个遍：待到我跟老刘与世长辞，她一个人孤零零地留在这个竞争激烈的世界上，可咋办呢？成绩不好上不了好高中，高中不是名校肯定考不上“211”，念不了名牌大学只能胡乱找个工作，工资待遇撑死了也没多少，没啥能力，遇人不淑说不定还会被女婿欺负……

天哪，这个成绩让我是可忍孰不可忍！

原本因为韩晓不能留下已经够糟心的了，回到家还要继续忙家务的我累到几乎瘫痪。看到这个成绩，我的涵养被丢到九霄云外，无法控制情绪开始破口大骂。

持续责骂了二十分钟，这小孩居然都没什么悔过的表情，这让我更加愤怒难忍：“妈妈天天这么忙，你这么大了，一点都不自觉，这样的成绩以后能干啥？我干脆不要你了，你现在就走！”

没想到 Happy 听了这句话，一下子号啕大哭起来。

就在这时，老刘总算做完手术晃啷晃啷回家了，一进门就喊饿死了要吃饭，却看到家里老的跳小的叫，不知道发生了什么，杵在门口呆住了。

女儿是爸爸的小棉袄加小情人，老刘好不容易弄明白咋回事，快十点才到家的他又饿又累又怒，也发飙了：“自己的小孩管不好，还天天带个屁研究生啊！”

我的火气腾地燃烧到月球上，我上班看病人、带学生，下班干家务、管孩子，每天忙得时间要精确计算到每分钟，你就管自己开个破刀，一点责任感都没有！孩子考不好都推到我身上！七百年前《三字经》就曰过的，养不教乃父之过！今天孩子这个期末总评这么差，都是当爹的错！不是你抓数学的吗？去看看，数学考得最差！

不怕神一样的对手，就怕猪一样的队友！当时 Happy 为了小团子哭闹过好几次，有一回我开门回家，听到老刘是这么疏导他女儿的：“Happy 啊，小狗你是别指望了，程蕾蕾这种处女座，我们家除了我们两个活的，她是不会再养小动物的了！”——还要吃饭？吃吃吃，吃西北风去！饿一顿又不会死，还不赶紧去看孩子数学题错在哪里了！

一晚上鸡飞狗跳，闹腾完了也都累吐血了。等 Happy 哭完洗好澡躺在床上，我心里充满内疚。当妈的都这样，每次骂完孩子立即后悔，我应该当个通情达理的好妈妈呀，下次再也不骂孩子了。跟骂完老公不同，虽然每次骂完老公也很后悔，那是因为觉得还有很多地方没有骂到位。

我满怀内疚躺到 Happy 的小床上，准备道歉。

没想到看上去已经平静的 Happy，忽然转身一把抱住我：“妈妈，你说过的，就算我是一泡乌（上海话，一坨屎的意思），你也会喜欢我的！”

听了这句话，我原本脆弱的玻璃心崩裂成了千万个小碎片，每个小碎片又嵌入到心肌深层，疼痛、愧疚和自责充满了整个胸膛。

Happy 一出生，我就立志当个好妈妈。这个世界上，怕就怕“认真”二字。我不断购买育儿书，一边学习一边实践。特别是 Happy 小时候练琴的时候，我必须靠翻书才能心态平和地坐在琴凳旁。当 Happy 练琴三十分钟要撒四次尿，屁股像拧麻花那样在琴凳上持续扭动的时候，当妈的必须从书籍中汲取能量才能保持足够的耐心！

育儿书的水平参差不齐，但也有精华。譬如，有一本书里说，孩子对妈妈的依赖是天性，无论妈妈怎么打骂孩子，他们都不会记恨。所以，当妈的呢，不能因为孩子是自己生的就可以不择言行，一定要让孩子深切体会到你会无条件爱她。

我觉得这个作者讲得太好了，等Happy练完琴，我立即现学现用："Happy啊，你一定要好好练琴，既然做了就得坚持；不过，就算你弹得不好，妈妈还是会爱你的！"

Happy马上得寸进尺："那我要是这个星期六不能还琴怎么办？"钢琴课每周一次，要把上次课程老师布置的曲目练习完毕，叫"还琴"。

我拍拍胸脯大度无比："没事！只要尽力就行了！别说不能还琴，就算你差得像一泡乌，妈妈也爱你！"

没想到，当时开玩笑的一句话这么深刻地印在她心里。

床头台灯的光线照得Happy的小脸暖暖的，我看着她闪着泪光的眼睛，下定决心，无论她遇到什么困难，我都要想办法跟她一起解决！不就是考砸了吗？明天就去找老师谈，只要有办法，刀山火海我也得过！

说干就干，第二天一早，我给Happy的老师发了信息，首先，表示十二万分的歉意，C的总评拖班级后腿了；其次，虚心请教老师应该如何改进。

老师回复说，今天一整天都要分析成绩、开会总结，约我下午五点半进行电话沟通。

我一天都在忐忑不安地等候这通电话，心中一片凄风冷雨。

"人苦不知足，既平陇，复望蜀。"用这句话来形容家长最贴切不过了。当孩子降生的时候，先看小嘴巴，很好，没有兔唇！捏捏小手，不错，五根手指长短不一，不是六指儿！再翻过身来，太棒了，有屁眼儿！哎呀，真是一个完美无缺的宝宝！但这种中大奖的美好心情，一等到孩子念书立即冰消瓦解。老妈们一个个都跟打了鸡血似的，考试成绩才是头等大事！

可是，没想到我厉兵秣马了一天一夜，班主任老师根本都没怎么提期末考试总评的事，只是就 Happy 平时功课的不足和这次考试的失分点进行了分析。Happy 的问题主要集中在两方面：一方面，以前念的是公立小学，没有进行过强化补课，尽管在小学成绩不错，但现在的同学都是尖子生，自然就显出了差距；另一方面，从小学到初中，学习内容和形式都发生了变化，她还需要适应。老师还特别和我说第一学期考试成绩不理想不用过于担忧，但需要家长和孩子认真应对，对薄弱环节加强训练，只要持之以恒，不愁成绩上不去。

老师的话仿佛和风细雨，最后还说，没有不肯努力的孩子，就看家长和老师怎么引导和帮助！短短十分钟的交流让我一扫阴霾重开笑颜。

我在随身携带的小本子上记下要点，这个寒假，我得带着 Happy 打一场硬仗！

你们看看，这就是一个医生的家庭日常，是不是也得用“焦头烂额”这个词来形容？有时候，也许你看到一个板着脸的医生给你问诊，觉得一个医生怎么能这样？其实多数情况下不是他职业素质有问题，而是他真的遇到了一件崩溃的事情。所以，有时候真的需要披露这些给病人看看，这样做也许会加深相互间的理解，医患和谐关系也就不是纸上谈兵了。

这样做，医生才能及时找到你

暂时了断这桩烦恼，我点开电脑上的电子病历。

老浦的急诊血液化验报告提示白细胞计数增高，红细胞沉降率增快。肌钙蛋白和C反应蛋白的检测结果还得等一会儿才能出来，不过他急性心包炎的诊断结果已经是板上钉钉了。

对于急性病毒性心包炎，用药治疗也就是对症支持，最关键的是充分休息，必要时建议卧床休养。目前我们对于这类病毒感染还没有特别有效的药物，另外，急性心包炎导致的心包积液有些可以完全痊愈，有些却发展为恼人的缩窄性心包炎。导致两种不同结果的原因除了外界因素之外，病人本身的免疫反应也扮演着很重要的角色。老话说，生了病三分靠治七分靠养，急性心包炎就是如此。与之类似，常见的还有感冒、腹泻之后并发的病毒性心肌炎，它常常会引发心脏早搏或轻度的心房心室传导阻滞，这时候最有效的治疗方法就是休息，而不是靠药物硬把心脏早搏压下去。

我给老浦打了个电话，跟他强调急性心包炎发作时务必病休，这是最好的治疗办法。

老浦接到电话颇为感动，立马表示："知道，知道！明白，明白！坚决执行！听党的话，跟程医生走！"他说明天就休年假，如果不够再请病假，一定好好休息。

老浦扬扬得意："程医生，我要把你的号码存下来！"接着反应过来又说，"咦，你怎么知道我的手机号码呢？"

病人到医院就诊的时候，需要填写一系列信息，其中一项就是联系电话。

很多病人对此不以为然，胡乱瞎填者不在少数。有些觉得这就是例行公事，无关紧要；有些唯恐医院收集信息是要另派用场。其实，这些都是对自己的不负责任。正规医院会保护病人的隐私权，绝不会无缘无故泄露病人的个人信息，更不会将病人的资料用于商业用途。准确地填写联系电话能在很大程度上帮助对病人进行更有效、及时的诊治，甚至可以挽救病人的生命。

囿于技术条件，有些化验检查不能当场出结果。待到结果出来时，病人可能已经离开医院。对此，我院检验科设置了"危机值"通知制度，一旦化验发现明显异常，会以短信形式立即通知主诊医生。只要病人预留了联系方式，主诊医生就能在最短时间内通知到病人，要么让病人立即返院救治，要么尽快给予治疗建议。

就在前天，我在门诊看了一位病人，她是风湿性心脏病，进行过二尖瓣和主动脉瓣人工心脏瓣膜置换术，这样的病人需要长期口服抗凝药华法林。但华法林容易引发出血，服用期间必须定期监测病人的凝血功能。

门诊检查时这位病人的症状和体征没有什么特别的地方，但到下班的时候，我的手机收到检验科发来的危机值通知，她的凝血时间明显延长，必须马上停服华法林并进行后续监测。我立刻从电子病历上找到她的电话号码，紧急告知详情。

千万别小看华法林的出血副作用，牙龈出血、不明原因皮肤出现小出血点或小瘀斑，这些都是无伤大雅的毛毛雨，但是，一旦发生颅内出血、眼底出血、原本合并消化道溃疡者持续出血，那可是要人命的事！如果这位病人对医院要求填写的内容置若罔闻，那么，她离开医院大门消失在茫茫人海中，在上海这三四千万人口的城市如何大海捞针找到她？

挂掉老浦的电话，我站起身来准备脱白大褂，手机铃声又响了。

是人事处储老师的电话，她告知说，医院经过反复讨论，最后还是决定坚持按规定办事，非常遗憾不能录用韩晓。

我在通话的时候，韩晓不停地瞄我，瞄到最后，头低了下去，大概是从我的话语中猜了个十之八九。

我一直给韩晓打气，生活不会亏欠每一个认真努力的人。人来到这个世界的时候，都无法选择出身，原生家庭会对人的一生产生深刻的影响，但是并不能决定一辈子。再苦再难的童年也就是决定前三十年人生，后面的生活还是得靠自己。即便在尘埃中，也总有人能奋力含苞，开放出花朵。

研究生二年级的时候，教育处的老师建议韩晓竞选我们医院的研究生会主席，她跑来征求我的意见。万一不小心选上了，就要经常在大庭广众之下演讲，砸锅了怎么办？还有，她怕学生会的事务影响学习和课题。

我打消了她的顾虑。虽说学生的主业是念书，但念书的最终目的还是为做事和踏入社会做准备。读好书之外还要会做事，会做事不如会为人处世。学生会工作虽然要付出业余时间为大家服务，但也是一个非常难得的锻炼机会。

经过鼓励，韩晓过五关斩六将走马上任，把学生会工作做得风风火火。教育处的老师肯定不知道，这个特别棒的学生马上就要被无情地拒绝在中山医院大门之外。

生活亏欠韩晓太多，但是，必须去面对现实。

我坐了下来，与韩晓促膝谈心。

世界上并不只有中山医院一家医院，以她的资历，不难找到满意的工作，就算工作找得不顺利，还可以继续报考博士研究生。

韩晓默默点头答应了。

在医院的日子没有一天空闲，每天都是那样忙忙碌碌。但我一直关注韩晓的毕业去向。过了两周，有两家医院给了她初步接收意向，我也没有那么纠结了。

爱是恒久忍耐，又有恩慈

暮春的天气开始燥热起来。

这天早上，我忙完家事，哼着小曲儿来到医院。

昨晚 Happy 拿数学阶段测验的卷子让我签字，哎哟，不容易！成绩进步明显，上了 B 档！数学一直是 Happy 的软肋，这次数学成绩上去了，前景一片光明！到了办公室，我翻看了一下日历，距离四月中旬的期中考试还有一个星期，必须一鼓作气保持这个好势头！

当老妈的我踌躇满志了一会儿，当老师的责任感冒了出来。韩晓的工作这两天也该敲定了。想到这里，我换上白大褂，三步并作两步赶到诊室。韩晓今天跟随我门诊。

病人已经在门口围得水泄不通，我挤进诊室，先问韩晓："六院还是华东？哪天最后定？"韩晓的样子犹豫不决："我……华东和六院都愿意要我……但是……我拒绝了。"她有些胆怯地看着我说。

"啊？"我觉得不可理喻，"你干吗拒绝啊，上海市第六人民医院和复旦大学附属华东医院也都是享誉全国的知名三甲大医院呀。哦——你是不是想继续考中山的博士？年轻人不要好高骛远，你先工作，在上海安顿下来，可以一边工作一边准备考博嘛，凡事别想着一蹴而就……”

韩晓打断了我的话：“我以后也不考博了。”

“也不考博？”我迷惑不解，“也不找工作？那你打算干吗？打道回府回陕西吗？”

“不是。”韩晓这会儿平静了，“老师，我应聘了一家医疗咨询公司。”

啥？我的脑子一下子没转过来。

韩晓有点愧疚地说：“老师，我不当医生了，您是不是很生气？”

我很快缓过神来：“没。”

韩晓有些不相信：“真的？”

“真的。”我说。

这些年来，不断有人问我，你愿不愿意自己的孩子学医？还说，统计数据显示，约七成医务人员拒绝让自己的小孩子承父业。但我不这么认为，只要 Happy 自己愿意就行。我担心的不是她是否学医，而是她能否考得上爸爸所在的上海交通大学医学院，或者是妈妈所在的复旦大学上海医学院。

首先，医学渊源亘古流长，行医是养家糊口的稳定职业。医学在任何时代、任何地方都不乏用武之地。当然，当前国内的医疗形势不容乐观。但是，干哪一行没有苦衷呢？其次，学医也并不一定非要当医生，有不少与医学相关的工作岗位虚位以待，除了药厂、医学相关仪器厂商、医学咨询公司，连保险业和法律界都有跟医学相关的职位呢！

一朝学医，终生获益。给自己和家人保健养生自不必说，仅仅是当过医生的经历也能让人在离开医院之后额外增添一项竞争的优势。我有好几个干过心脏超声的师兄、师姐，去了飞利浦、GE、西门子这样的大公司，哪一位不是头顶大区经理、培训部主任之类的头衔？哪一个不是统领着各种名校电子工程系、机械系的工程师？他们的优势就在于曾经在临床医学方面实打实滚过！

所以，学生毕业未必当医生，这一点我能想通透。

只是，韩晓是怎么做出不做医生的决定的呢?

“一开始，我很不甘心，一门心思准备考博士。”韩晓说，“但一转念，不收专升本是中山的规定，如果我博士毕业了还是留不下来怎么办呢? 这么一来，就不想考博士了。找工作其实挺顺利，不止一家医院同意要我。但是，当医生，竞争实在太激烈。我看科里的老师们都太辛苦了，白天看病问诊，下了班还要做科研写论文，否则永远没办法晋升。我这个专升本的学历，在大医院恐怕一辈子都是晋升的绊脚石。”

“那也未必，”我打断她，“我们医院也有学历不高但非常出色的专家。”

“嗯。”韩晓答应了一声，“还有，当医生历练的时间实在太长了，我留在医院，科研型硕士得在基地轮转三年，然后再从住院医生慢慢做起。工资也很低……”

我能理解韩晓的选择，小医生要经过多年的磨炼，又累又苦又穷，很多博士毕业之后还需要家庭的经济支援。生活除了诗和远方，也得解决眼前的苟且。

“老师，我想尽快赚钱……”韩晓说着握紧了双手。

我不置可否：“当医生开始是没什么钱，但又不会一直穷。”

“老师，我已经成年了，家里需要钱。”韩晓从桌子上拿起一叠资料，“您还记得这个病人吗？”

我翻了一下，正是韩晓老家那个严重的冠心病女病人。

“这是我的生母。我想这个月让我妈妈来上海治疗，趁我还在中山的时候。”韩晓看着我，晶亮的眸子闪闪发光，“老师，这件事我想了很久，已经下了决心。不做医生是很可惜，但现在的情形，去公司更加适合我。”

听了韩晓的话，我思绪万千，无法言语。这孩子的身世遭遇如此不公平，再加上毕业求职的一波三折，我一直以为她的心里充斥着哀怨和愤懑，没想到她穿越崇山峻岭遍体鳞伤，依然有一片赤子之心。罗曼 · 罗兰说过，世界上只有一种英雄主义，就是在认清生活真相之后依然热爱生活。

那一刻，我为自己的学生感到骄傲，她的确青出于蓝而胜于蓝！

韩晓的生母在我院顺利地做了介入手术，植入了两根冠状动脉支架。快出院的时候，她请我给她妈妈复查心脏超声。我开玩笑说："你的检查技术已经过关了，还麻烦我呀？"

韩晓微微一笑："老师检查了才最放心！"

她妈妈的检查结果一切正常。韩晓妈妈从检查床上坐起的时候，我仔细看着她。头发花白，脸庞黝黑瘦削，撑在床沿的手布满皴裂老茧，一看就是终年劳作的结果。下床时，她忽然紧紧拉住我的手，用乡音浓重的普通话说道："老师，谢谢您培养我的孩子！"声音开始哽咽。

韩晓扶住她，两个人轻声用方言交谈着。离开的时候，韩晓的眼眶也湿润了。

我感慨良久。对于韩晓的生母，我一直心存好奇。她如何忍心把亲生女儿几番送走？如今又是这个孩子乌鸦反哺接她到上海看病，她的内心又是什么滋味？

现在看来，是我的眼光太狭隘了。这位因为看病才第一次来到上海的陕西妇女，当年送走襁褓中的三女儿，或许有很多不为人知的原因。或许是经济条件实在不允许，或许是健康原因无法自己哺育，或许是一连生了三个女孩的压力。一切皆有可能。甚至是，她当年送走韩晓是为了让女儿过得更好。同样都是女人，但每个人一生所承受的太不一样了。就在前几年，有一家上海著名医院的高学历女医生，因为连生了两个女儿，而婆婆和丈夫坚决要求生第三胎，居然被迫从医院离职。

我也不清楚韩晓和她的生母之间这几个月来发生了什么。但有一点很肯定，这对血脉相连的母女已经冰释前嫌。韩晓从小到大承受的漠视、冷落和疏离，在她自己心里得到了能够接受的解释。

忽然回想起 Happy 上个学期期末总评得 C，我花了很多功夫才理顺头绪。哪个妈妈能不摔跟头随随便便成功呢？妈妈也会犯错，我不该为了考试成绩劈头盖脸大发雷霆；妈妈或许没有错，送走小团子是我力所不能及。但无论如何，妈妈是从心底里爱着自己的孩子，孩子也从心底里依恋着自己的母亲。

韩晓毕业典礼那天，我给她拨硕士学位帽上的穗儿。

韩晓的脸上有些愧疚之色："老师，对不起，我不能继续帮您做课题了。"这话说得实在，在韩晓身上，我花了很多心血，如果她能留下来，将会成为我非常得力的助手。

"人的一生中，事与愿违的事情太多了！"我想得开，"放心吧，没你地球照样转！"

"真的？"韩晓很开心，"我会把所有的事情跟师弟师妹们交接好！"

"好呀！"看着她挽着同学蹦蹦跳跳地离开，渐行渐远，我衷心希望生活今后能宽容地接纳这个孩子。韩晓，我的姑娘，迈开大步走吧，祝愿你含笑面对人生，拥有远大前程！

第六章 | CHAPTER SIX |

向死而生

诊疗指南并非满分

上班下班，买菜做饭。

这个点的电梯里总是很拥挤，在电梯门就要关上的时候，我拎着白斩鸡和空心菜挤了进去，正好跟小宝外婆面对面。

小宝外婆是我们的好邻居。在我家的两个医生都忙得不能正常下班时，Happy 就会去小宝家蹭饭。小宝家菜肴丰盛，还提供丰富的餐后水果。Happy 吃完晚饭做好作业，一边啃着点心糖果，一边观赏客厅大缸里的金鱼，觉得比在自己家里爽多了！远亲不如近邻，古人诚不我欺也！

小宝外婆看到我，顿时眉开眼笑：“哎哟，程医生！如果没碰到你，我也要去你家找你说的——我老家有个亲戚，前几天不晓得什么原因昏倒了！去找你看病可好哇？”

我当然点头答应，但心里有些发毛。也不知道她这回是啥亲戚、得了啥毛病，无论如何，如果要手术，一定要慎重，千万不可重蹈覆辙！三年前那件事，我至今心有余悸！

那是个寒冷的冬夜，尖锐的手机铃声划破了漆黑的夜。

我反射性地从床上一跃而起，抓住手机，下意识地看了一下时间：凌晨 4 点。来电显示是小宝外婆。

我们医生这一行，基本上全年 24 小时不关手机。无论是否值班，医院总会有各种意想不到的事件发生，医生在任何时候都要保持手机畅通无阻。

长期受惠，投桃报李，我们能给小宝外婆提供的也就是医疗咨询。小宝的姨奶奶的外甥女的老公心脏不好，我给他做了心脏超声检测，发现是一例典型的风湿性心脏病，二尖瓣和主动脉瓣都出现狭窄和反流。长期的血流动力学异常已经损坏了病人的心脏功能，需要做心脏瓣膜置换术。

病人犹豫不决："好像平时也没什么，这就要做心脏手术了？"

心脏瓣膜病就是心脏不同腔室之间的门坏了，打不开或者关不上。这种器质性病变无药可救，只有手术才能纠正。心脏瓣膜病的手术时机十分微妙。首先，我们都认可，天然的原装瓣膜肯定优于人工制造的瓣膜，所以，要尽量延长自体瓣膜的使用时间；其次，是否手术，需要结合瓣膜的病变程度、心脏的大小、心功能的改变，以及病人的症状来决定。小宝外婆的亲戚二尖瓣中度狭窄、主动脉瓣轻度狭窄伴重度反流，左心室已经开始扩大，并且出现了间歇性双侧下肢水肿，劳累了有胸闷、气促等症状，因此，符合置换心脏瓣膜的手术指征。

因为是小宝外婆的亲戚，我不但跑前跑后一起帮忙张罗，而且跟病人解释得比较清楚。鉴于他已经 66 岁，我建议他选用生物瓣。

人工心脏瓣膜置换目前主要有机械瓣和生物瓣两种选择。机械瓣的材料主要是热解碳，优点是经久耐用，缺点是容易在人体内产生血栓，手术后需要每天服用华法林来抗凝，防止血栓的形成。生物瓣是用牛心包或猪的瓣膜经过特殊处理制成的，优点是与人体的兼容性较好，只需短时间抗凝，术后生活质量高，缺点是使用一段时间以后会发生毁损。一般建议 60 岁以上的病人选用人工生物瓣膜。

小宝外婆的亲戚手术非常顺利。心脏外科病人在手术过程中全身麻醉、血液体外循环，做完手术后，需要在监护室密切观察。小宝外婆的亲戚恢复迅速，第二天就转入了普通病房，眼看着就要顺利出院了。

但是，就在准备出院的前夜，病人突发胸部疼痛、血压急剧下降。我们小区紧挨着医院，小宝外婆闻讯赶到病房时，已经回天乏术。连床旁超声都没来得及做，值班医生在床旁紧急开胸，一大摊含有大大小小黑色凝血块的血液喷薄而出。死亡原因非常明确：病人的心脏忽然破裂，血液流入心包，造成急性严重心包填塞，血压骤降，循环衰竭。这种情况根本无法救治，因为生命体征会在短短几分钟内完全消失，无论如何也来不及推到手术室进行抢救，更何况是半夜三更。

事后我们进行了死亡病例讨论。

人的心脏瓣膜就像房门一样，有门也有门框，自成一套。又好像一个无檐帽，只不过这个帽子顶部中间有缝，将帽子的顶部变成能自由开合的两片。

人工心脏瓣膜，无论机械瓣还是生物瓣，也都有“门框”（人工瓣环）和“门”（人工瓣）。天然的门框和门差不多处于同一个平面上，人工机械瓣膜的门框和门也位于一个平面，不同的是，生物瓣的瓣环上有三个凸起的支架，让生物瓣看上去像一个倒置的三脚圆桌。

我们分析，在病人手术之后，由于二尖瓣和主动脉瓣的狭窄和关闭不全迅速得到改善，左心室容积缩小，人工生物二尖瓣的一个支架随即贴近了左心室侧壁。就好比房间缩小了，倒放着的三脚圆桌与墙壁之间的距离也变小了。心脏昼夜不停地收缩舒张，这个尖尖凸起的“脚”不断摩擦心室壁肌肉，引起这个部位的心肌破裂。死神以难以预测的方式，掠夺了这条生命。

事后，我心里充满了难以描述的挫败感。接下来的两个月，我只要远远看到小宝外婆，就扭头绕道走。这个病人如果不开刀，尽管已经出现了心力衰竭的表现，但不会马上死。听了我的建议做了手术，却没活过一周。

诚然，我自问无愧，他完全符合双瓣膜置换的手术指征。二尖瓣和主动脉瓣选用生物瓣也完全是为他着想，否则开刀之后天天吃华法林，麻烦不说，稍有不慎就会引起出血，这也是根据病人的具体情况做出的常规决策。

心外科同事也没有错，手术很完美，否则病人也不会在术后不到一天就能转到普通病房，两天就能下地在病房走动，心功能恢复得相当快。

诊断没出错，手术很顺利，监护也到位，但是，人毕竟死了。这是不争的事实。看着家属悲痛欲绝、捶胸顿足，小宝外婆陪在一边抹着眼泪，我一直在反思。不仅有对病人和家属的愧疚，更有进一步的问索。既然每一步都符合指征，那么，如果再遇到类似的病人，何去何从？如果不做手术，病人会心力衰竭；如果全部置换人工机械瓣，术后生活质量会较常人逊色；如果斗胆置换人工生物瓣，再出现心脏破裂的情况怎么办？

那段时间，我跟心外科的同事只要一碰面就讨论这个病例。

最后，我们认为，在实践中原封不动地照搬诊疗指南是远远不够的，还要根据医生的临床经验不断分析和细化。以后再遇到类似的病人，我们会建议心脏扩大较为明显的病人选用生物瓣，否则宁可选用机械瓣。此外，心外科同事在术中会更为谨慎地调整人工瓣膜的平面角度，也就是“门框”与“墙壁”的夹角，防止生物瓣凸起的“脚”引发祸端。

在临床工作中，风暴总是猝不及防。我们拼尽全力，但很多时候却不得不面对彻头彻尾的失败。或许，医生的最高理想不是挽救生命，而是尽力而为。医生做出的任何一个决定都必须小心谨慎，时时刻刻如履薄冰。

心脏科医生眼里的红灯人群：IT 男

“明天下午是我的门诊，让您亲戚来看看？”出电梯的时候，我一边对小宝外婆说道，一边心里嘀咕，这个病人突发晕厥会是什么原因呢？

用我同事隋艺的话来说，晕厥之于心内科，就好像发热之于内科，腹痛之于外科，盐巴之于厨师，爱情之于文学……很多时候说不清道不明，剪不断理还乱！

晕厥的本质是各种原因导致一过性脑供血不足而引起的意识障碍。脑血管病变、低血糖、严重贫血等都可能引起晕倒。其中，血管神经性晕厥较多见。

各种心脏病也会引发晕厥。临床上比较多见的是心律失常、左室流出道梗阻性病变引起的晕厥，急性心包填塞、血压下降也会引起晕厥。

快和慢的心律失常都会引起晕厥，前者如短阵室速，后者如三度房室传导阻滞。这些病人通过心电图检查能够确诊，可采用相应的措施进行治疗。

而左室流出道梗阻性病变，就是左心室的出口通道不够畅通，使得血液不能顺利地从心脏排出去，大脑接受血液灌注不足而引起晕厥。严重的主动脉瓣狭窄和梗阻性肥厚型心肌病是这一类疾病的典型代表。

心包填塞也会导致血液无法顺利回流到心脏，造成血压降低并引发晕厥。

第二天下午，小宝外婆带着她的亲戚如约而至。

我刚拿起病史资料还没来得及看，下午的第一个病人徐嘉闯了进来。

徐嘉是一位 33 岁的 IT 工程师，在过去的 5 年里因不明原因昏倒 4 次。他一开始没当回事，但最近一次昏倒在厕所，从马桶上直直向前栽下去，眼镜摔碎了，差点扎到眼球，再也不敢拖了。

我一看是个“IT 男”，首先考虑他是不是患了冠心病。疾病变化多端，同样的疾病在不同人身上表现各异，所以，医生要根据病人的症状和检查结果等因素，迅速在心里给出几种疾病可能，然后逐一验证和排除，这就是“鉴别诊断”。在每份住院病史上一定有“鉴别诊断”这一条，从上到下书写着医生对病人疾病的各种判断，与疾病的符合程度依次递减。

为了找出病因，医生往往要询问很多信息。除了年龄、婚育史、既往疾病史，还会了解病人从事什么职业。“IT 男”这个词在医生的眼里相当于红灯。因为“IT 男”往往意味着生活不规律、熬夜加班、食无定所、外卖大户、吞云吐雾、久坐不动，这些都容易诱发冠心病。

如前文所述，冠心病指的是心脏的冠状动脉血管粥样硬化，管腔狭窄或闭塞。实际上，全身大小动脉血管都起源于主动脉，就好比一棵大树，所有的枝枝叶叶其实同根同源，所以，冠心病病人多数也合并脑血管粥样硬化，他们的晕厥有些是心脏引起的，有些是脑血管病变引发的，或者二者协同作恶。

但因为这次晕厥比较惊险，徐嘉去做了健康体检，颈动脉超声显示正常；血糖和血脂也都在正常范围之内；而且他从不吸烟。这样一来，因为心肌缺血造成晕厥的可能性就不大了。

我一边思考，一边翻看他的病历资料，待看到心电图，心里有数了。他的心电图提示左心室明显肥大、心肌缺血。但他血压不高。我马上给他开了一张心脏超声检查申请单，让他先去查查这项。

果不其然，徐嘉是肥厚型心肌病。肥厚型心肌病是一种遗传性心脏病。正常人的左心室心肌厚度为 6 ~ 11 毫米，肥厚型心肌病病人的心肌会有不同程度的增厚。肥厚的心肌虚张声势，外强中干，成事不足，败事有余，会引起心脏舒张和收缩功能下降。

对于各种类型的肥厚型心肌病，心脏超声是首选诊断方法。

我扫了一眼徐嘉的心脏超声报告："你的诊断很明确，但回诊要重新到护士台登记排号，排到了才能继续看病。"

徐嘉很不情愿："我今天还要赶项目，一早赶来挂了前面的号，您就给我看一下算了。要是再等，今天又要通宵工作了！"

我想拒绝他，站在一边的小宝外婆的亲戚说："没事，程医生，您就先给他看吧，我不着急。"

我看了一眼小宝外婆的亲戚，是个 40 岁上下的男子，瘦瘦高高的，戴着无框眼镜，样子斯文沉着，让人好感顿生。

徐嘉是动力性肥厚型心肌病，他晕厥的原因找到了。

肥厚型心肌病，根据肥厚部位是否妨碍左心室排血，分为非梗阻性肥厚型心肌病、动力性肥厚型心肌病和梗阻性肥厚型心肌病。

左心室是空心的，里面容纳着血液，好比一只葫芦。非梗阻性肥厚型心肌病，就是葫芦壁增厚，但是葫芦嘴儿通畅；梗阻性肥厚型心肌病，指的是心肌肥厚的部分位于心室排血通道的要害位置，也就是妨碍了葫芦嘴儿，这种类型的病人有猝死危险。

主动脉在全身血液循环中的地位相当于我们的母亲河长江，所有的动脉分支都是直接或者间接从主动脉发出的，给心脏本身供养血液的左、右冠状动脉也不例外。左、右冠状动脉的开口位于主动脉的起始段。如果左心室里的血液不能顺畅地射入主动脉，冠状动脉得不到足够的血液灌注也会跟着出问题。这么一来，就跟冠心病的冠状动脉狭窄、闭塞一样，导致心肌缺血梗死。

所以，一旦发现肥厚型心肌病，必须判断有无梗阻。葫芦壁厚到什么程度是一回事，葫芦嘴儿能不能倒出来东西是另外一回事，这两者没有明确关联。有些葫芦肥得不行，嘴儿却好好的；有些葫芦看上去跟正常的差不多，嘴儿却塞住了。

梗阻或不梗阻，治疗方法不一样。不梗阻者服药控制；梗阻者视梗阻程度而定，有些采用药物治疗，而有些需要进行手术。

值得注意的是，介于非梗阻性肥厚型心肌病和梗阻性肥厚型心肌病之间，还有一类墙头草，那就是狡猾的动力性肥厚型心肌病。

这类病人的心室在静息状态下排血畅通无阻，但如果情绪激动、劳累、体力活动导致血流加速时，其肥厚的心肌就会落井下石，阻碍左心室排血，严重者也会导致猝死。

这种病理变化特征，可以用地铁打比方。上海的地铁站头都有栏杆，地铁驶来的时候，严禁乘客贴近。因为高速行驶的列车会引起一系列空气流体学改变，过度靠近地铁车厢的人，可能会被气流卷入轨道，酿成大祸。动力性肥厚型心肌病患者在心室血流速度加快的情况下，就会因高速血液湍流抽吸二尖瓣前叶而造成葫芦嘴儿阻塞。对于这类病人，在做心脏超声检查时，需要注入药物或者让病人运动，增加其心脏负担，激发出梗阻征象。

“我先躺在床上做心脏超声，然后医生又让我站起来，反复站起来蹲下去，搞得我满身大汗！”——这就对了，反复站立蹲下就是一种简易的运动负荷，徐嘉的左室流出道虽然在安静休息的时候没有梗阻，但增大心脏负担之后就现出了原形。

徐嘉以前的四次晕倒都发生于用力和劳累之后。最近一次是因为便秘，在蹲马桶的时候拼命使劲，造成梗阻引发晕厥。

心血管疾病经常用“劳力性”这个词，所谓“劳力性”就是增加心脏负担的活动，并不局限于重体力活，性生活、大喜大悲等引发的情绪激动也会增加心脏的负重。

“我该怎么办呢？”

我说：“开点药吃吧。”

徐嘉举着手机问我："不需要做手术吗？"他已经在手机上百度了肥厚型心肌病的治疗方法。

如上所述，肥厚型心肌病的治疗方法分为药物治疗和手术两种。

非梗阻性肥厚型心肌病和梗阻程度不太严重的动力性以及梗阻性心肌病，可以服用 β 受体阻滞剂以及钙离子拮抗剂加以控制。

严重梗阻者必须进行手术干预。手术分为两种。一种是室间隔酒精消融术。因为阻碍左心室排血的最关键部位，即葫芦嘴儿，是肥厚的室间隔基底部。而室间隔基底部也是心肌，既然是心肌，就由冠状动脉的分支提供血液。

跟冠脉植入支架手术一样，做室间隔酒精消融术时，心脏介入医生将心导管循着主动脉进入冠状动脉，然后往给室间隔基底部供给血液的小分支内注入无水酒精，使这一小分支灌溉的一小块心肌，也就是室间隔基底部，发生小范围心肌梗死。

心肌细胞是终末分化细胞，很难再生。室间隔基底部梗死之后，心肌细胞先纤维化，继而挛缩，使得心肌变薄。变薄的心肌不能兴风作浪，葫芦嘴儿就畅通了。

水能载舟，亦能覆舟。聪明无比的医生使用逆向思维，让人工制造的心肌梗死成为一种治疗手段，挽救梗阻性肥厚型心肌病患者的生命。还有一种方法，就是开胸做室间隔基底部部分切除，把增厚突出的部分心肌直接切除，这种方法实施起来并非易事。切多了，影响心脏结构和功能；切少了，不能疏通左心室射血通路。目前，世界上公认有效的室间隔切除术式是由曾担任美国国立卫生研究院（NIH）心外科主任的 Morrow 教授创立的。

这种手术方式为全球梗阻性肥厚型心肌病病人带来了福音，拯救了数以千万计的家庭。其实肥厚型心肌病的发病率不低，500 人中就有 1 人，我国的肥厚型心肌病病人保守估计也有两三百万。我亲眼所见的最倒霉的家族中，世世代代有人因此病而英年早逝。来看病的那个家庭一共有 5 个孩子，从老大到老四，都在活蹦乱跳的花季年龄突然猝死，老五不得已做了心脏移植才保住性命。

徐嘉在负荷运动状态下，左室流出道最大压差为65毫米汞柱，可以先服药观察。尽管不用手术，他还是沮丧透顶："我怎么会得这个病呀？我没听说我爸妈心脏不好呀？"

我开导他，肥厚型心肌病跟多个基因突变相关，有些人携带致病基因但没有表现出来，一般来说，不同的致病基因集中在一个人身上时才会表现出病变。这跟集齐饮料瓶盖换奖品差不多，很多饮料瓶盖都有图案，但得凑齐一定数量才能中一个奖。"所以，你的孩子也需要排查。"

颓丧的徐嘉跳了起来："这么倒霉的大奖，谁要中呀！"

我还没开口，小宝外婆的亲戚安慰道："人世间很多东西都是从苦难中来的，不要灰心。"他说话的声音有一种奇特的让心趋于平静的魅力。

送走徐嘉，我重新拿起小宝外婆亲戚的病历。

他叫王七弟，来自宁波。

这个名字触动了我的记忆，我忍不住端详他，他也在认真地看着我。然后，我俩异口同声："原来是你！"

监测血压最好做到“四定”

20 年前，我刚毕业，住在医院宿舍，白天上班，晚上学习。为了强化英语，每周去夜校补习两次。夜校的同学们来自各行各业，上了几次课之后，也都混熟了。同学们大部分是在公司上班的白领，也有律师和教师。过了这么长时间，他们的面孔和名字早已被淡忘，唯一记得的是王七弟。

他的名字很特别。当时他解释说家里确实有 7 个孩子，有 6 个姐姐，他是老小，我们都笑话他家重男轻女。

王七弟是那时候我们班上最用功的学生，尽管基础薄弱，但他不放弃不气馁。夜校课程结束，我们各奔东西。没想到，20 年后，在这样的场合重新相遇。

小宝外婆籍贯余姚，前几天回老家走亲戚，听说王七弟身体不好，就劝说他无论如何来上海瞧瞧。

王七弟一直身体健康，一个月前，不知什么原因，忽然晕倒了。去当地医院做了检查，发现有少量心包积液。住院对症治疗后慢慢缓解，但有时候会胸闷、胸痛、没力气。

我看了他在宁波的住院病历，既往除了高血压，确实没有其他毛病。他的血压控制得不是很好，忽高忽低。我觉得或许是血压骤然升高引起晕厥。但为什么会有心包积液呢？这个跟高血压没太大关系，不好解释。难道是暂时性的病毒感染？

如果能做心包穿刺，将心包积液抽取一点出来化验，对诊断会有很大帮助。但王七弟只有少量心包积液，心包穿刺的操作难度和风险都很大，只能作罢。不过，有些人为何有少量心包积液很难说出个究竟，而且心包积液过段时间不经意间就自动吸收了，不算什么事儿。

我关照王七弟做家庭血压监测，每天定时把血压情况记录下来，看看病情的变化。

高血压是最常见的心血管疾病之一。高血压需要长期服药控制，即便在服药过程中也会发生波动。降压药疗效的个体差异性很大，所以，病人家里一定要自备血压计。只有一边吃药一边测量，药效才能得到最客观的评估。

这样不但能及时发现血压异常，而且能给医生提供第一手参考信息。

“蕾蕾，你们用的水银血压计，我不太会用。”王七弟询问，“我经常跑来跑去，买了一个腕式电子血压计随身带着，行不行？”

在很多病人的心目中，医生用的水银血压计测量的血压是最标准的。其实，水银血压计体积较大，测量血压时需要听诊，不方便使用。而且，水银泄漏存在潜在毒性。现在常见的电子血压计是完全可行的，以后的趋势也是使用电子血压计测压。首先，要说明一个问题。医院的水银血压计之所以精准，是因为经常被拿去校验。如果电子血压计也通过了质检标准，其测值也是相当可靠的。所以，家用电子血压计也应当每隔 1 ~ 2 年到维修点进行校准。

其次，电子血压计分为臂式和腕式。腕式电子血压计小巧方便，臂式血压计则更精准。

监测血压时最好做到“四定”，也就是定时间、定体位、定部位、定血压计。

“定时间”，就是每天在同一时间段进行测量。测量血压的最佳时间为早晨起床后，或者晚上就寝前。早晨测量时，请在起床后 1 个小时之内、排尿后、早餐前（服用降压药之前）进行。晚上测量时，建议在上床睡觉前进行。

“定体位”，就是测量血压时可平躺，也可坐着。无论采取哪种体位，都应当使血压计袖带的中心与心脏保持差不多的水平位置。袖带，就是绑在胳膊上的那块能充气的塑料布。

“定部位”，就是固定在一侧手臂测量血压。如果不合并其他疾病，量左侧或者右侧都可以。量右侧的血压数值会偏高一些，左右上臂的差值大多为 5 ~ 10 毫米汞柱。应把与袖带连接的橡皮管放在胳膊内侧，让这根橡皮管的延长线与同侧的中指在同一条直线上。袖带的下缘最好位于肘关节以上 2 ~ 3 厘米，松紧程度以刚好能插进一根手指为最佳。

“定血压计”毋庸赘述。不过，即便每天在同一时间、采用同一血压计，血压测量的结果也不尽相同。因为人体每时每刻的血压都不一样，身体健康的人每天的血压波动值能达到 15 ~ 30 毫米汞柱，高血压病人的波动则更大，随着精神状态、时间、季节、体温不同而起伏不定。

有些人的心理活动对血压影响格外明显。他们在家里自行测量的血压完全正常，但一到医院，血压就噌噌噌往上升，这跟看到医生时情绪紧张有很大关系，称为“白大衣高血压”，即看到穿着白大褂的医务人员血压就升高。这些人出了医院，血压会恢复正常，无须服药治疗。

但要注意，“白大衣高血压”人群的血压较易受环境的影响，且常处于紧张、焦虑等不良环境刺激当中，日后患高血压病的概率比其他人高出两倍，因此，“白大衣高血压”虽然是一种假性高血压，但随着时间推移、年龄增长，很可能发展成为真性高血压。所以，这些人应该进行生活和心理等方面的调整，并定期监测血压。

还有一点要特别提醒，在医院测量血压，收缩压超过 140 毫米汞柱，舒张压超过 90 毫米汞柱，就被诊断为高血压；但如果在家里自己测量血压，那么正常上限分别为135和85毫米汞柱，标准低于医院测值。而最新的美国心脏协会高血压指南指出，完全正常的收缩压和舒张压应该分别控制在130和80毫米汞柱以内，标准更为严格，这就更加需要病人进行自我血压监测配合降压治疗。

王七弟记住了我说的要点。我安慰他高血压是常见病，不用太纠结。他坦然地说："没关系，你也忙了半天了，后面还有病人呢！那个病人很健谈，就是不知道怎么搞的，我们聊着聊着，他突然大笑不止，这是什么毛病？也归你看吗？"

高血压的另类后遗症：狂笑不止

王七弟说的这个病人是老钱。他于三年前发现患有高血压。那时候他还意气用事，服药经常三天打鱼，两天晒网。老钱的太太每天早上都会河东狮吼一番，严格管理，不吞下氨氯地平，不让老钱出门。老钱的血压总算平稳了一两年时间。

不过，自打吃了这个氨氯地平，老钱浑身上下一百二十四个不舒服，一会儿头痛，一会儿脚肿，一会儿脸红，医生说这都是氨氯地平的副作用。

前两个月，老钱的太太被派驻北京短期工作。

太太虽然人不在身边，依然天天查岗，遥控他去看牙龈增生。结果，口腔科医生说这也是氨氯地平的不良反应。老钱气不打一处来，马上把药扔进了垃圾桶。

孩子上大学，太太不在家，老钱一个人的日子过得逍遥自在。正好外地的老同学来上海公干，拉着老钱把酒言欢。酒过三巡，老同学还要继续劝呢，老钱一个踉跄从椅子上跌坐下去，人事不省。送去医院一查，好嘛，血压上面 220 毫米汞柱，下面 120 毫米汞柱，脑干中风！

老钱太太气急败坏地从北京赶回上海，还好抢救及时，老钱嘴巴没歪，也没偏瘫。

脑干位于大脑下方，在大脑和脊髓之间承上启下，是维持个体生命的重要环节，主管的职责包括心跳、呼吸、消化、体温、睡眠等。老钱脑干梗死，留下这么一个奇怪的后遗症，保不准什么时候就会突然爆笑不停，持续 3 ~ 5 分钟以后，莫名其妙地戛然而止。不过，除了这一点，现在能吃能睡。鉴于当时病情非常凶险，他太太说现在能这样“已经算不幸中的万幸了”。

年过五十的老钱出院之后，不用提醒乖乖自觉吃药降血压。但是这个忽然大笑的后遗症访遍名医也无法解决。

突如其来的大笑在生活中其实很麻烦，经常引发旁人侧目，“人家都当我神经病！”老钱自嘲。

我跟他太太都极尽疏导之能事，尤其他太太：“已经这样了，总比偏瘫在床上拉屎拉尿不能自理强吧？你要这样想，笑比哭好，万一是莫名其妙地哭哭啼啼，那才叫惨呢！”

所以说，千万别不把高血压当回事。高血压的危害累及心脏、血管、肾脏、眼睛，对各处组织都能造成伤害。我们国家最常见的高血压危害类型是中风。况且，高血压是一种可防可控的疾病，只要遵照医嘱服用降压药，就一定能将血压控制在合理范围内。一旦确诊为高血压，病人就需终生服药，将血压控制在理想范围后，可以在医生指导下减少用药量——但切忌自行停药，更不要听信虚假广告擅自换药。

降压药种类繁多，常见的降压药各有利弊。

利尿剂，通过减少血液容量达到降压目的，但有可能引起血液中的电解质紊乱。长期服用利尿剂者，一旦出现头晕、乏力等现象，需要及时检测血电解质。

β 受体阻滞剂，譬如倍他乐克，降压效果平缓，对改善心功能也有帮助，但是不可避免地减慢心跳频率，服药后需要监测心率，每分钟低于 55 次者需要调整用药。

血管紧张素转化酶抑制剂，这一类药物的名字后面都带个“普利”，诸如卡托普利、依那普利、贝那普利、赖诺普利，它们的降压效果明显，且有助于提升心功能，但每二三十个病人中就有一个服用此药后干咳不止，无法耐受。

血管紧张素II受体阻滞剂，它们的共同后缀是“沙坦”，跟“普利”大致是堂兄弟关系，但副作用相对不明显，常用的有氯沙坦、缬沙坦、替米沙坦、坎地沙坦等。

钙离子拮抗剂的应用相当普遍，它们都姓“地平”，“地平”家族人口众多，硝苯地平、氨氯地平、非洛地平等。它们各有所长，降压安全持久，但会引起各种无伤大雅的不适，譬如面部潮红、脚踝水肿、牙龈增生，一旦出现这些现象，就应当及时调整药物剂量或者换用其他种类降压药，否则也会妨碍正常生活。比如，有些对牙龈的副作用大，严重者甚至会导致牙齿脱落。

此外，还有一些药物譬如利血平等以及一些中成药也有降压作用。

如果服用某种降压药疗效不好，最佳方法是联合其他药物，让不同种类的降压药优势互补，扬长避短，而不是增加单药剂量。

像老钱这样，服用氨氯地平后副作用比较明显，完全可以改用血管紧张素转换酶抑制剂或者血管紧张素II受体阻滞剂，而不是自行停药。

我跟王七弟简单介绍了一下老钱的情况，也是为了警告他得好好控制高血压。“尤其你们宁波人，喜欢吃咸，这个习惯得改一改。”

高盐饮食在高血压的发生过程中难辞其咎。我国最早的医学典籍《黄帝内经》中就有“咸者，脉弦也”的论断。其中，“脉弦”指的就是血压增高。盐是高血压重要的诱发因素。研究表明，人体摄取盐量越多，血压水平就越高，日均摄盐量每增加1克，平均收缩压上升2毫米汞柱，舒张压上升1.7毫米汞柱。世界各国推出的高血压防治指南，均将限制盐分摄入作为防治高血压的重要措施之一。

在高血压的治疗中，除了服用药物之外，改变生活方式有着事半功倍的效果。其中，加强体育锻炼和低盐饮食是最重要的举措。吃得清淡一些，有助于健康。

没想到，王七弟拒绝得斩钉截铁：“吃药可以，不吃雪菜，难！”这也难怪，雪里蕻咸菜是宁波人的最爱，“三日勿吃咸齑汤，脚骨有眼酸汪汪”。（三天不吃雪菜汤呀，走起路来腿都没劲儿！）

我语重心长地叮嘱他：“一下子不吃是难受，那就每天定量，绝对不能敞开吃！”世界卫生组织建议每人每天摄盐量小于6克，这不仅指食盐，还包括味精、酱油等含盐调料和火腿、午餐肉等含盐食品及腌制品所含的食盐量。据统计，我国每人每天摄入的盐在20克左右，远远超出了建议标准。因此，对食盐的摄入量必须加以限制，只要做到这一项，就能降低2～8毫米汞柱收缩压。

除了限盐以外，体重每减轻10千克，收缩压降低5～20毫米汞柱；增加体力活动，收缩压降低4～9毫米汞柱；控制饮酒，收缩压降低2～4毫米汞柱。由此可见，保持良好的生活习惯有助于改善血压。

大概我跟王七弟聊的时间太长了，老钱探头进来，听到我反复叮嘱王七弟一定要重视血压，禁不住笑出声来：“把雪菜看得比命还重要的人，我还是头一回见。”

听到老钱戏谑的问话，我不禁回想起那时候在前进夜校，我们七嘴八舌与王七弟辩论的情形。

那个时候，王七弟也就二十岁出头，但无论我们的问题多么刁蛮、多么促狭，他总是不慌不忙有条不紊地讲出一大通道理，让我们觉得似是而非。

跟着外科医生抄病史——处处是坑

又过了一个多月，我去国外开会。回来上班的那天是周三，我上午心急火燎地干完活，冲去会议室，会场已经人满为患。

“学而时习之，不亦说乎”。对医生来说，疑难病例讨论是最令人兴奋的，将稀奇古怪的病例逐一剖析，整个过程就像华山论剑，大家唇枪舌剑，最终揭晓谜底，每次都非常过瘾。

我刚坐定，就看到端坐在前排的老王。每家隔壁都有个老王。在我们上海市心血管病研究所，“老王”特指心外科主任王春生教授。其实他并不老，但工作履历长，人家二十周岁就从我们上医本科毕业了（那时临床专业要读六年书），天分可想而知。

经过三十多年的历练，现在老王的形象跟他积累的手术经验一样富态，换上手术衣，戴上手术帽，套上护目镜（防止血液迸溅到眼睛里），脑门儿上固定着头灯（跟矿工灯差不多，集中光源看最重要的地方），摇摇摆摆地走到手术台（有谣传说他顺势将肚子往手术台上一搁——借力），周围仰慕者不断。尽管体形走圆嘟嘟的可爱路线，但老王的手指比十八岁的绣花姑娘还灵巧，这些年来，救治了数不清的心脏外科病人。提及中山医院王春生，那是赫赫有名，无人不服。

我一看老王在，更加兴奋，今天肯定超级精彩！医生看病犹如探案。病人的症状是事发现场，各种检查是线索佐证，而外科手术结果不啻于法庭最后审判。

先由隋艺汇报病史，他是这个病人的首诊医生。隋艺博士毕业三年了，看上去还是个挺帅气的男孩子。

一周前，患者来我院急诊，主诉反复晕厥。

该患者中年男性，高血压病史逾六年，间断服用降压药，曾在我院就诊。自述最近一个月血压尚平稳。两周前，因再次劳力后晕厥，当地医院检查提示大量心包积液，并进行了心包穿刺，提示为血性。

血性心包积液，首先考虑结核或者肿瘤。但结核杆菌和肿瘤细胞检查均无阳性发现。心包腔是个密闭的空腔，血液从何而来，而且是大量的？当地医生一筹莫展。该做的检查都做了，心电图和心脏超声都没查出问题。

患者抽吸心包积液后，症状缓解，一周后出院，出院后第二天，患者吃完晚饭在小区散步，一条撒欢的小狗冲过来，患者避让不及，轻轻摔了一跤，居然再一次出现胸闷、胸痛症状。重新站立没多久又跌倒在路边，人事不省！

当地医院采用了急救措施之后，家属直接叫了救护车，一路开到我院急诊。

接下去的幻灯片播放在当地医院和我院急诊做的检查结果，这个病人相继排除了冠心病、主动脉夹层分离、恶性心律失常、左室流出道梗阻性疾病等较为常见的引起晕厥的病变。他晕厥的原因其实挺明确，是大量心包积液引起的心包填塞。

这就离奇了。一个星期前才抽过心包积液，在当地医院复查过心脏超声，出院时心包积液不明显。是什么原因造成短短两三天内积液气势汹汹卷土重来？

为了明确诊断，同时缓解病人的心包压塞，我院再次对其进行心包穿刺。跟他老家医院的检验结果如出一辙，心包积液是血性的，但是没有找到肿瘤脱落细胞，也不符合结核病变表现。

至此，这桩悬疑案已经充分调动了在场所有人员的胃口，大家目不转睛地盯着隋艺，等他继续抛出包袱。

这究竟会是啥呢？除了结核病和肿瘤，还有什么毛病能在短时间内造成如此剧烈的心包内出血？是了，请老王过来压轴，那么应该是外科疾病。可是，老王究竟给他做了什么手术呢？

我盯着老王。从病史到各项辅助检查，隋艺讲了十来分钟，老王明显坐不住了。外科医生有几个能承受得住内科医生的唠叨？内科查房以小时计，外科查房以分钟计。外科早上查房，病人最好坚持住别上卫生间，否则撒完尿回来，查房已经结束啦！只见老王在座位上不停调整姿势，脑袋上的一次性手术帽也歪了。他右手食指轻轻在椅子扶手上点击着，明摆着不耐烦呢。

在老百姓看来，医生都穿着白大褂，千人一面。但用我们自己的眼光看，不同科室的风格太不一样了！总体而言，外科医生最有优越感，内科医生则嫌弃外科太粗糙。内科和外科的共同点是都觉得自己是密切接触病人的临床医生，比起辅助科室譬如放射科、超声科、病理科，说话声音更响亮。其实呢，辅助科室都斜着眼睛瞅他们，“没我们的明确诊断，你们的望、闻、问、切都是空中楼阁！”

就好比桌子上放着一个水果，内科医生来了，啊！这是什么水果？首先，从形态上来看，为略不规整的球形，那么，是苹果的可能性较大，但是，橘子和梨亦不能除外；其次，辨别色泽，为黄色偏红，那么，苹果的可能性较大，但是，橘子和梨亦不能除外；再次，闻其气味……内科医生正埋头写分析报告呢，外科医生穿着手术服、敞着白大褂、啪嗒啪嗒踩着手术室拖鞋来了。咦，桌子上有个水果，究竟是啥？路见疑难一声吼，用锋利的手术刀先斩一块下来看看！手起刀落，旁边病理科医生麻利地接上往嘴里一塞：“不错！又甜又脆！是红富士！”

对此，我深有体会。医学跟其他学科很不同的一点就是大部分知识来自实践。书念得再好，不能保证医术一定高超。尽管所有科室工作的基本原则都是认真缜密，但表现形式百花齐放，异彩纷呈。

二十年前，我终于正式当上了医生。过了一年，我的恩师沈学东教授喊我谈话：

“临床实践要抓紧，论文撰写也不能放松。你这个月总结一下我们新开展的经心导管房间隔缺损封堵术病例，尽快写出初稿，拿给我修改。”

上行下效，我当天就开工，连续两周马不停蹄，利用业余时间查询这些病例的超声资料，导出检查图像重新测量数据；忙完这部分已经是当天晚上九点，我依然干劲十足，抱着科研记录本，迈着小碎步哼着小曲儿跑到心外科病房。

现在，经心导管房间隔缺损介入封堵手术司空见惯、遍地开花，但那时不开刀就能补上心脏里的“洞”可是不得了的新方法。开展前沿新技术得摸着石头过河，大家心里不是很有底，为了最大可能地避免并发症，手术是由心内科介入医生和心外科医生共同上台操作，毕竟外科医生对心脏解剖结构更驾轻就熟。还有一点考虑就是，万一封堵器掉了，外科医生可以扶着病人马上去手术室开刀亡羊补牢。

所以，经心导管房间隔缺损封堵术虽然是心内科介入手术，但老王也是最早的吃螃蟹者之一。当然，他当时还不是“老王”。

当时，我跑到心外科护士站，一边翻开病史，一边低头猛抄。值班护士跟我有一句没一句地聊：“干啥呢？写论文呀？”

“嗯！”我使劲答道，“我们沈老师让写论文呢，我来抄一点王医生的手术记录！”

查阅文献，整理数据，统计分析，撰写文章。我没日没夜忙活了整整一个月，终于写好初稿，打印出来，下班的时候呈交给沈老师。那个晚上，我跑去医院小餐厅美美地吃了一顿，因为自我感觉写得真心不错！

第二天一早，我打好开水给沈老师办公室送去。那是我们科不成文的规定，最年轻的医生每天早上给主任打开水。我放下热水瓶，沈老师朝我招手：“蕾蕾，你过来。”

我美滋滋地凑过去，沈老师把一叠写满红字的稿纸扔在桌子上：“你看看你写的都是什么？一点都不规范，全部重写！”

我整个人都蒙了，全部重写？

沈老师乃国内心脏超声领域大儒，最大特点是事必躬亲：“别去上班了，我给你好好讲一下。”

沈老师的“讲一下”整整持续了三四个小时。他老人家撇开所有繁忙事务，一个字一个字跟我讲解，我站在他身边一个字一个字聆听。

老师一边讲解一边开骂，被骂着骂着我忍不住就哭了。

沈老师恨铁不成钢：“科研论文的关键，是用平实的描述把事情讲清楚，你说你写那么多形容词干吗？‘心内膜纤毫毕现’，花拳绣腿、画蛇添足！你以为写散文呀？要写‘心内膜显示清晰’！”接着，他起身在桌子上找钱菊英的论文，“还有这里，你看看你写的英文摘要，语法都能搞错！你再看看人家的！”

我一边抹眼泪一边争辩：“钱医生马上博士毕业了，我还没念研究生呢……”沈老师别看是老实人，老实人发脾气更火暴：“你个没出息的东西！博士怎么啦？求其上，才能得其中！连求都不求，还能搞什么？！”

我隔着蒙眬的泪眼，认真读钱医生的论文，确实比我写得好多了。心里服气，嘴上也不硬了。

沈老师点评完文章，往后一靠，疲惫地用手抚着额头，长吁短叹：“这些也就算了，更离谱的是，这个地方你怎么可以这么写？”

我隔着蒙眬的泪眼再仔细看，“在病人右侧大腿根部消毒铺巾”，这咋不对了？这句话是我从王医生写的病史上一字不改抄下来的！

沈老师一拍桌子：“你是我们上医毕业的吗？解剖学怎么读的？什么叫‘大腿根部’？！论文要写规范用语，是‘腹股沟’！你够能耐的，跟着外科医生抄病史！”

这会儿，看着老王的后脑勺，往事浮现在眼前。当时的委屈早就烟消云散。如果真的有平行宇宙，我想在二十年前那个站在沈老师身边轮番举起左右白大褂袖子抹眼泪的年轻姑娘耳边轻轻说一声："你太幸运了！遇到手把手教你的老师。真是上天的眷顾。"

同时，也深刻感受到外科医生的风格。他们的较真儿都在手术台上，至于他们记录的病史嘛，在医院流传一句话，那就是把内科医生逼疯的是病史室，而把病史室逼疯的是外科医生。病史室的老师时不时抽查病史书写质量，最擅长的就是对病史记录吹毛求疵。

"……患者在我院复查了心脏超声。"隋艺把我从沉思中拉回现场。

反复晕厥的真凶

遇上隋艺这个首诊医生，病情一定会水落石出。

别看隋艺名字很随意，其实他一点都不吊儿郎当。他肯钻研，做事负责，从不放过任何疑点，小伙伴们老早就称呼他“艺教授”。

隋艺在讲台上阐述这个病人的病情和诊疗进展，侃侃而谈，胸有成竹。不过，他第一次来到中山医院的时候，可不是现在这个状态。

六年前，隋艺达到了我们中山医院心血管内科的博士录取分数线。等候面试的时候忐忑不安，因为他报考的是我们所长葛均波院士的博士，而当时还有另外一个男孩子比他考分高。一般来说，面试时导师择优录取，笔试分数是非常重要的参考。不能被报考导师录取的学生，会被建议调剂到其他专业。隋艺琢磨着，多数没戏了，还能调剂到什么专业呢?

让他没想到的是，那天，那个考分排在他前面的考生没被录取。

隋艺直至来上学才知道原委。

我们上海市心血管病研究所始建于 1958 年，是国内著名、国际知名的心脏中心，包括心内科、心外科、心脏超声、心电图室、心脏实验室、心血管流行病室等，早在 1980 年就被世界卫生组织指定为心血管病研究和培训合作中心，是中山医院最负盛名的临床和科研学科之一。

六年前，心研所在西院区的九号楼。九号楼年代久远，仅有的两座电梯是十多年前翻修的时候才增添的，建筑格局十分局促。楼高 11 层，电梯根本无法满足需求，在乘梯高峰时期往往要等候很久。

博士研究生面试的时间是早上八点，地点在九号楼七楼会议室。不巧那个点正是电梯上下最繁忙的时候，隋艺看架势不对，索性一口气爬楼梯走上去。

他不知道的是，那个考分高于他的男生也几乎同时到达了电梯口。

那个考生看看手表，差十分八点。正好这时候电梯门打开。他心里很着急，生怕迟到，使劲往电梯里挤。结果电梯超重，嘀嘀发出警报。最靠近电梯口的，是这个考生和一位自己举手提着盐水瓶、佝偻着腰的病人。这个考生索性眼睛一闭，眼不见为净——离面试时间还有不到十分钟了，能否考上葛均波院士的博士关系到一辈子的发展，病人能有啥急事？等一会儿不要紧。

这个考生顺利到达七楼，正在犹豫是在门口等候还是走进会议室的时候，穿着白大褂的本院老师们都来了。只见一位中年男医生指着他说：“你是来参加博士面试的？”

考生搓着手回答：“是的，老师，我……”

没等他说完，那位中年男医生就命令道：“你已经被取消面试资格，可以回家了。”

这位中年男医生就是我们心研所所长葛均波院士。他刚才也在一楼电梯口，这个考生的一举一动，他全部看在眼里。“我们医生的这点微末道行，一点一滴都是从病人身上积累的。打个不恰当的比方，病人就是我们的衣食父母。人生病很痛苦，而凭我们现在的技术，其实很多问题根本解决不了。这样的情况下，如果医生的心地不够善良，不能充分体谅病人的痛苦，那让病人怎么办？医者德为先。你一个大小伙子，爬七层楼很困难吗？就算不想爬楼梯，再等一下也没关系。怎么可以让一个自己举着盐水瓶的心脏外科病人下去等着，而你先乘电梯？！这样的学生，门门考满分我也不要！”

这个反复晕厥的病人来到急诊，隋艺仔细研究了他的病史，心中疑团重重。

突然出现血性心包积液，一定是什么地方出血。最可能的病因还是肿瘤。但是，当天我院急诊心脏超声检查和他在当地医院做的心脏超声检查，都没有提示心包腔内存在异常占位。

心包穿刺暂时解除了心包填塞的危险，但是不查清楚还是不放心。

他建议病人做心脏磁共振检查。心脏磁共振是检测心脏内外是否存在包块，并确定包块性质的金标准。但心脏磁共振检查预约时间很长。隋艺动用私人关系，请放射科的同学无论如何第二天一早加做一下。结果，磁共振检查结果显示，在病人右心房的右后侧，有一块婴儿巴掌那么大的肿瘤，贴着右心房向心包内生长。

病因终于找到了。

心脏肿瘤相对于身体其他部位的肿瘤较为少见。大部分是随着血液来到心脏的转移性肿瘤。原发于心脏的肿瘤有四分之三是良性的。不过，心脏肿瘤即便为良性，一经发现，绝大部分都建议尽早手术切除。因为心脏是血液的交通要道，良性肿瘤虽然不侵犯周围组织，但会阻碍血液流动，有些组织松脆的肿瘤，譬如心脏黏液瘤，还会在心脏搏动的过程中，表面脱落，形成栓子，造成栓塞。

或许很多人觉得奇怪，这个肿瘤并不小，为什么心脏超声看不出来？主要原因有两个：

首先，超声影像就像皮影戏，五彩斑斓的偶人是立体的，但影像是黑白平面的，很多信息不能完全显示，所谓彩色多普勒超声也是计算机经过运算之后，将测到的血流信号在屏幕上用不同颜色标志，并不是直接看到了有颜色的血液。

其次，对一个立体结构进行观察，很难面面俱到，心脏超声检查时会检测一些既定的常规切面，好比切西瓜，先对半开，再切成四份，然后切成规整的一牙一牙。标准常规切面检查可以应付大部分病情，但面对特殊病情时需要加做非常规切面检测。如果超声医生没有得到充分的临床提示信息，不可能为每个病人都加做非常规特殊切面检测，如果都加做的话，一个医生即使累死累活一天也诊断不了几个病人。

磁共振报告出来之后，隋艺顾不上夜休，拉着病人又去查了一次心脏超声。果然，在病人右心房的右后侧，反复调整超声探头位置之后，发现了一团亮度较高的异常实质性占位回声。

不过，所有人的心脏表面或多或少都有脂肪垫，如果不加提示，超声医生就算瞄到了也不敢说是肿瘤，还得跟脂肪相互鉴别。

找到原因后，隋艺把这个病人推荐到心外科。

艺教授下台，轮到老王闪亮登场。

外科医生的幻灯片总是极富视觉冲击力，因为他们直接放映手术中的照片和视频。在一片血红的视野中，将肿块连同附着的右心房壁全部切除，然后摘取病人自己的心包进行右心房修补。在摊开的蓝色手术铺巾上，肿瘤看上去是一大块扁平的、呈蜂巢状的紫红色不规则结构，面目可憎，令人切齿。

这时候，外科医生的粗枝大叶作风又展露无遗。我们在交流病例时，为了保护隐私，病人的姓名、籍贯等信息都要予以隐藏。不过，院内同事自己讨论的时候会马虎一点。老王同志放映的每张照片都原汁原味，上面赫然标记着：37 病区，17 床，王七弟，43 岁！

我内心震撼不已，差点喊出声来。

不可能！

不可能是那个以前读夜校时一本正经和我们辩论的王七弟！不可能是那个戴着无框眼镜说话斯文的王七弟！不可能是家里有六个姐姐、谦和有礼的王七弟！反正，无论如何不是我认识的王七弟！我所认识的爱人如爱己的王七弟，这会儿应该正在宁波嚼着雪菜呢！他怎么可能生肿瘤？而且是附着在右心房上的肿瘤！

老王介绍完毕，匆匆忙忙赶回他的手术台。病理科同事接着登场。

切除下来的组织，经病理诊断是血管肉瘤。这是一种恶性程度极高的心脏肿瘤，富含血管组织，稍有碰触，出血立即无法遏制。这就完美地解释了王七弟为何以反复晕厥起病。肿瘤并没有影响到血液回流，引发晕厥的是心包填塞。回放镜头，最典型的是那次躲避小狗，因为病人体位迅速改变，肿块受到摩擦，当即出血，导致晕厥。

病例讨论结束，会场里的人走光了。我坐在椅子上，面前是吃了一半的盒饭，已经冷了。

37 病区，17 床。

我不知是怎么走到病房的。奇迹没有出现，睡在床上的人是我认识的王七弟。我静静地看着。他比一个月前我们见面的时候更瘦了。

王七弟得的右心房血管肉瘤，是横亘在心脏科医生面前无法逾越的雪山，即便进行了手术，存活期乐观地说也就一年。肿瘤还会复发，还会出血，不断滋生膨胀，就像夕阳西下时的阴影，越拉越长，直至陷入无尽的黑暗。别的肿瘤病人开完刀还能继续与死神抗衡，做化疗或者放疗，但对心脏恶性肿瘤病人来说，这些几乎毫无价值可言。

发生在心脏右侧的肿瘤多数恶性程度很高，病人只有坐以待毙一条路！

这时候，小宝外婆拎着保温桶来了。她给王七弟炖了黑鱼汤，说黑鱼汤对收疤效果最好。

我跟小宝外婆退到走廊里窃窃私语。王七弟再次发病的时候，小宝外婆来我家求助，才知道我出国开会了。情况紧急，她跟王七弟的爱人一起陪护在急诊室。谈及病情，老太太一低头，眼泪下来了：“哪能好人没好报？多好的一个人，好好地在心脏里面长了肿瘤，还是恶性的！”

我嗟叹不已。

上班总是很忙，过了几天，估摸着王七弟该出院了，我无论如何得去病房再看他一下。

王七弟的精神看上去不错，坐在床上看书。我虽然到了病房，却没想好跟他说什么，也不清楚他对自己的病情究竟了解多少。

这是一个奇特的场面，这个人真真切切地就在我的面前。但是，一年之后，他会烟消云散。我们不知道自己的终点在哪里，所以每天可以勇敢地睁开眼睛起床。而如果知道自己所剩的日子屈指可数，会以怎样的心态去面对？简直无法想象，也不敢想象。

王七弟看到了我，笑得跟以前一样，宁静，恬淡，自在，舒展。

“蕾蕾，医生说我大概只有一年时间了。”我再次震惊，他原来已经知道！

王七弟合上书，仿佛在谈一个跟他不相干的人。

“你……”我依然难以启齿。

对于大部分病情危重的人，国内的医生习惯跟家属一起向本人隐瞒病情。但王七弟已经知晓了。我想说点疏导的话，可是我能说什么？

医学是否有止境

又是周三中午的病例讨论。

这次还是隋艺的病人。

经过一年历练，隋艺越发成熟，病例介绍惊心动魄，讨论环节扣人心弦。

每次病例讨论都让人受益匪浅。每次病例讨论也是专业的精进与修炼。但我们发现，最后起到关键作用的往往是医生的细致与坚持。医疗技术是冷的，但医生的心是热的。

还记得那次针对王七弟的疑难病例讨论，所有人发言完毕，葛院士上台总结道：心脏血管肉瘤无法拯救，但是在现阶段，我们能不能找到一种方法，减轻病人的痛苦，稍微延长病人的寿命，帮助他们共同面对病魔的折磨？任何问题都有答案，任何道路都有出口，我们需要坚韧不拔的耐心与努力。"哪怕只能帮助病人继续有尊严地多活一天，也是我们必须承担的责任！"

而周京敏主任讲得更接地气。他说，医生的能力也是有限的，病人得了心脏病，总希望能来上海中山医院治疗。其实，有些病我们也没办法，医生只能治病，很多情况下无法救命。不过，"我们要让每一位来到中山的病人死而无憾"！目前医学的发展，远不足以让我们治愈所有的心血管疾病。但是，我们中山医院的医生要走在前列，竭尽一切可能，施展浑身解数去帮助病人。如果病人的病情实在超出我们的能力范畴，不幸不治而亡，那就要达到：我们上海中山医院是其最后和唯一的选择！

做小医生的时候，每每早上换上白大褂，觉得自己豪情万丈、无所不能。但是，行医时间越长，心里越没谱。知道得越多，越能体会到自己的浅薄。

人与人之间的差异太大，病与病之间的变化太离谱。人和疾病都是动态的，这个世界上，绝不会存在一模一样的两个病人。我们遵循的临床诊疗指南也只是对大部分病人起效，总有一些病人，无论医生怎么尽心尽力，也会出现意外。

达尔文的进化论是现代医学的基础之一。但是，有些用进化论来解释，确实有点难度。自古医生多才子，美籍华裔专家、北卡罗莱纳医院的周瑞海教授感慨心脏诞生之奇妙，特赋《满江红·科普咏叙心脏诞生》一首：

生命着床，三周过、胚生心管。球室长、扭曲叠转，室房雏现。
内垫上浮肌衍展，幕垣左右腔分半。胎离宫、体肺血流间，说别见。
窦房处，搏律建。房室界，传歇站。脉冲区间走，秒分无懒。
植物神经驱速缓，胞膜通道阴阳电。肌缩张、膜瓣整流忙，江川满。

说的是精卵结合，在子宫内膜着床，生命开始。2 ~ 3周后原始心管形成，出现心球、心室部，增长叠曲，心室、心房出现。心内膜垫出现、延展，房室间隔形成，将房室分割成左右心腔。出生前胎儿由脐静脉接受来自母体胎盘的有氧血流，自右心通过房间隔卵圆孔至左心，负责胎儿组织器官氧供。出生后卵圆孔关闭，胎儿肺循环建立，从此婴儿体肺循环开始独立运行。

窦房结位于上腔静脉与右心耳的心外膜深面，负责产生正常心律。房室结位于房间隔下部右侧心内膜深面，房室结在正常情况下接受窦房结传来的冲动，再往下传给希氏束，后传至左右心室。由此心电活动有条不紊地在心房与心室之间传导。植物神经调节心脏正常节律快慢，心肌细胞膜的离子通道及正负电荷分布负责电流扩散，通过心电兴奋－收缩耦联使心肌收缩与舒张，并通过心脏瓣膜有序开闭使血流前行，灌注周身组织器官。

是不是纷繁芜杂?

即便竭力通俗科普，大部分人还是不清楚心脏究竟是怎样形成的。心脏的心房与胃肠等内脏同源，起初跟心室根本不是一回事儿；主动脉和肺动脉两大血管起初是一根，之后由当中长出分隔，才变成两根貌似毫无关联的管道；原始心管经过无数道打磨、扭转、压缩、吸收、延展工序，才能形成这个时时刻刻跃动不止的器官。

时隔两个月，徐嘉带着他上幼儿园大班的儿子来到我们医院。

令人遗憾的是，孩子不偏不倚地遗传了徐嘉的肥厚型心肌病基因，而且病情更严重，小小年纪就有静息状态下左室流出道梗阻。我让父子俩在诊室等候，拨通了老王的电话。老王一如既往在做手术，我请助手转达，有个孩子得了梗阻性肥厚型心肌病，能否请他开刀。电话里，老王的声音隔着口罩："没问题，让他们先吃晚饭，再到手术室门口等我，可能会比较晚。"

孩子的手术很成功。带他来复查的徐嘉千恩万谢："真是不幸中的大幸，还好您多提醒了我一句！也算老天长眼，否则孩子要是发生意外，我跟他妈也活不成了！"其实，无论他遇到我们哪一位同事，结果都会是这样的。

医生不是救世主，我们只不过有时去治愈，常常去帮助，总是去安慰。结果经常无法控制，但要做到问心无愧。

医学发展是无止境的，还有很多未知领域需要我们去探索。譬如，冠心病的基础是动脉粥样硬化，高脂血症是动脉粥样硬化的危险因素，但是高脂血症病人为什么只有一部分人会发生血管粥样硬化，而另外一部分人尽管血脂很高，血管却光滑顺畅呢？更奇怪的是，无论高脂血症患者的动脉血还是静脉血，脂肪含量都有增高，可是只有动脉才会发生病变，从来没有人听说过静脉粥样硬化吧？是否跟血管壁承受的压力不同有关？动脉的压力远高于静脉。但问题是，也有同时合并高血压和高脂血症的病人，血管里一点斑块都没长！

还有，犹太男孩必须行割礼，也就是包皮环切。很多手术都有切口后遗症，切口难以愈合、溃烂、感染，还有一类疤痕体质的人，切口会增生、挛缩，粗暴凶恶，热天痒、冷天疼，奇烦无比。但是，行割礼的小男孩从来没有说包皮切除之后挛缩增生的，这个地方得收缩自如，如果长出一块大疤，整个人生都不好了。那究竟包皮部位的疤痕吸收跟其他部位存在什么不同呢？难道是另有原因，才使割礼的并发症更少一些？是不是可以从这里入手，彻底解决疤痕愈合的各种难题？

更匪夷所思的是，梗阻性肥厚型心肌病的鼻祖 Morrow 教授本人居然死于梗阻性肥厚型心肌病！他的妻子同意尸检，这位肥厚型心肌病泰斗的心脏图片变成了他致力终生的疾病的最佳示教图片！

王七弟出院时，我跟小宝外婆一起把他送上车。

握手言别，我有些伤感，或许这是最后一次见到他了。临上车时，他扭头跟我说："蕾蕾，世上的苦难太多了，医生能帮到很多人，好好加油。"

天黑了。

我精疲力尽地打开家门，老刘还没回来，Happy 自己在房间做作业，听到声音跑了出来。

"Happy，妈妈今天很累，我们点外卖好不好？"

"好的！吃牛油果鹅肝汉堡！"她求之不得，欢呼雀跃。

我内疚地看着她："宝贝，妈妈争取以后不忙到这么晚，准时下班回家给你做饭！"

“哎哟，不用啦！老妈，你的病人比我更加需要你！”她小眼珠子滴溜溜乱转，“我每天吃汉堡也可以的！”

我哈哈大笑，这个小古怪精灵，啥时候变得如此狡黠！

Happy 挨在老妈身边继续鉴貌辨色：“老妈，你在想什么呀？”

“没啥，我想起来一个老朋友。”

“你的老朋友现在在哪儿呀？”

我摸摸她顺滑的头发：“他要去天堂了。”

“天堂？不是人死了才去天堂吗？”

“是的，每个人死了都会去天堂。等你长大了，妈妈也会去天堂。”

Happy 转过身来：“老妈，你以后在天堂还看病吗？”

“我不知道，天堂的人都是幸福美满的，大概不需要医生。”我回答。

“那你干吗呢？”

我想了想：“我从云层缝隙中往下一直看着你啊！”

没想到 Happy 听了之后，突然怒气冲冲：“你不要偷看我！我有我自己的小秘密！你不要动不动就偷看我！！！”